刮痧师实用辅助教材

五季刮痧图解

WUJI GUASHA TUJIE

主编：董海涛

东南大学出版社

SOUTHEAST UNIVERSITY PRESS

·南京·

图书在版编目（CIP）数据

五季刮痧图解 / 董海涛主编 . —南京：东南大学出版社，2017.6

ISBN 978-7-5641-7198-8

Ⅰ . ①五… Ⅱ . ①董… Ⅲ . ①刮搓疗法 – 图解 Ⅳ . ① R244.4–64

中国版本图书馆 CIP 数据核字（2017）第 124051 号

五季刮痧图解

出版发行	东南大学出版社
出 版 人	江建中
社　　址	南京市四牌楼 2 号（邮编 210096）
网　　址	http://www.seupress.com
责编邮箱	cxx@seupress.com
印　　刷	南京顺和印刷有限责任公司
经　　销	全国各地新华书店
开　　本	880 mm × 1230 mm　1/32
印　　张	7.75
字　　数	221 千字
版 印 次	2017 年 6 月第 1 版　2017 年 6 月第 1 次印刷
书　　号	ISBN 978-7-5641-7198-8
定　　价	38.00 元

* 本社图书若有印装质量问题，请直接与营销部联系，电话：025-83791830。

《五季刮痧图解》
编审委员会

主　　　编：董海涛

副　主　编：郭宗平　马翠连　常牛锁　陈正元

编　　　委：桂　彦　蒋长根　黄　静
　　　　　　杨小丽　俞　燕

主　　　审：王　铮

专家委员会

主任委员：周政学

副主任委员：王建杰

委　　　员：冯宁萌　李　熙　翁传勇　李　杰

编　　　务：缪婷婷　万雯卿

设　　　计：夏剑平

序

我从事中医的临床与科研工作多年，切身感受到自然疗法在健康及疾病预防、调理、治疗方面的显著作用。尤其是随着我国经济的发展，人民生活水平的提高，健康保健意识也不断加强，中医诸多外治疗法也越发受到人民的欢迎与喜爱。

中医外治疗法简单归纳有针灸、按摩、刮痧、拔罐、艾灸等多种手法，普通百姓往往很难了解和掌握，面对巨大的市场需求，市场上各类书籍应运而生。在众多书籍中这本《中医五行刮痧图解》无疑具有非常明显的特点：首先，以刮痧手法为治病方法的书籍本身市场上就不多，可以说是弥补了市场上的一些缺憾；其次，本书结构清晰，按中医五行对应五季所产生的疾病进行汇总，并详加操作指导；再次，本书易懂、易操作，大量的图片，使操作者可以很容易掌握操作方法；最后，本书要点突出，每种疾病调理都有相应案例、民间"顺口溜"及注意事项、小贴士提醒。本书作为中医调理书籍必能为初学者、从业者及研学者带来极大的便利。

中医养生学是医学宝库中的一块瑰宝，是中华民族几千年生活实践经验的总结，它是以中医理论为指导，根据人类生命发生、发展和变化的规律及本质特征，研究增强体质、防病益寿、养护生命、促进身心健康的理论和方法的一门科学。它在发展过程中融合了预防医学、精神医学、环境医学、社会医学、保健医学、气象学等多学科的知识，是以健康长寿为目的的综合学术体系。它以未病先防、既病防变、瘥后防复，为策略，以"上工治未病"为准则，强调人是自然界的一部分，人体要通过积极、主动的调整保持与自然界的和谐统一，颐养生命、增强体质、预防疾病。

本书以刮痧为切入点，展现了刮痧对各种疾病调理的有效方法和神奇之处。究其原因，一是因为刮痧在我国有非常悠久的发展历史，具有疏通经络、改善脏腑气血功能、加快机体新陈代谢、改善微循环、提高免疫力等多种功能。二是因为刮痧在疾病治疗方面应用非常广泛，早在2000多年前古人就用刮痧治疗发热和中暑，而随着刮痧的不断发展以及民间的广泛应用，现在刮痧已经可以对400多种疾病进行有效的治疗和调理，涵盖了内科、外科、儿科、妇科等多个领域，对痛症更是可以起到立竿见影的作用。三是因为刮痧技能具有简便、易懂、宜操作、无副作用等特点，初学者入门门槛不高。四是因为作者化繁为简，深入的刮痧学习需要掌握其治病机理、手法，同时要掌握中医经络学、阴阳五行学说、脏象学说、解剖学等相关专业知识，并要学会八纲辨证的体质判定方法、痧象辨证的认知、手法与体质的搭配等专业知识，而本书以图解的方式，使疾病的刮痧调理一目了然，可谓是独具匠心，颇花心思。

本书的主创团队历经了十余年中医自然疗法推广培训工作，在中医理疗方面积累了丰富的实践经验，才完成了本书的编纂，而常年一线的工作经验使得本书更接地气，也更具说服力。我由衷地期待这本书的出版，并期望更多中医自然疗法的学习者、从业者、实践者及爱好中医、重视健康的朋友们都认真学习一下这本书，定会有不同的感受！

江苏省中医药学会老年分会秘书长
南京医科大学中西医结合系副主任
江苏省人民医院中医科副主任　　　　　**谢立群**
医学博士、主任中医师

2017 年 5 月

前　言

南京智联职业培训学校自 2006 年起从事保健刮痧培训,每年培训人员达 3000 人。多年的培训,让我们最感自豪的是就是看到学员认可我们的教学方法,看到他们将学会的刮痧技术用于家庭、用于生活,并切实解决了亚健康和疾病带来的困扰。

在教学中,学员经常提出想要本简明的配套教材或者上完课后回家看看、能自己操作"傻瓜书"。我们也希望将办学多年积累的教学经验和有效案例分享给更多的读者,让刮痧这一植根于民间、流传于民间的中医传统治疗方法被更多的人所了解、运用。为此,我们编写了《五季刮痧图解》这本书。

本书以中医五行为基础,将五行对应的五季常发①的 39 种疾病做了分类整理,并贯穿以具体刮痧手法的实践②。让读者可以根据不同季节的常发疾病,对照身体状况,进行相应的刮痧调理。这些方法都是经过临床和我们学员实际操作验证了的,效果显著、操作简便。书中阐述的 39 种疾病都是日常生活最为常见的,包括高血压、颈椎病、肩周炎、头痛、盗汗等。书中提到的每个疾病的每个穴位都配有相应的简明图

注:①五行即木、火、土、金、水,对应的五季为:春、夏、长夏、秋、冬。
②本书介绍了 13 种刮痧手法,是对常见 21 种刮痧手法进行了归纳、简化而成的。

片,打开任意一页,对照图片和简单文字就能实际操作,不用翻找穴位,也不用特别记忆。

书中的穴位图片采用真人拍摄,由教师标注具体穴位位置,并经中医专家审定,希望可以给关注健康、喜爱刮痧的读者带来不一样的阅读体验。

由于时间仓促,书中的不足之处在所难免,欢迎读者提出宝贵的意见和建议。

编　者

2017 年 2 月

南京智联培训学校

目 录
CONTENTS

目 录
CONTENTS

目录
CONTENTS

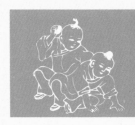

刮痧基础知识

　　传统刮痧疗法是用边缘光滑的嫩竹板、瓷器片或瓷碗的边缘、小汤勺、铜钱、玻璃、毛发或苎麻等不易损伤皮肤的器具,蘸食用油、酒、清水或油脂,在人体皮肤表面进行由上而下、由内向外的反复刮拭,直到皮肤出现红色斑点或瘀血斑块的现象,以解除病痛、治疗疾病的民间简易治疗方法。

　　现代刮痧疗法是在中医基础理论指导下,用特制的水牛角刮痧板和具有清热解毒、活血止痛的润滑剂,因人因体质采用不同的手法,在人体上循经走穴,将人体内的毒素、杂质、病理产物排出体外的一种中医外治方法。

刮痧的方向

　　头部刮痧一般采用梳头法或散射法;面部刮拭方法一般由里向外,由下向上刮拭;胸部正中由上向下。双侧刮拭则由内向外,背部、腰部、腹部刮拭则常采用由上向下,逐步由里向外扩展,四肢刮拭常向末梢方向刮拭。总的原则是:由上向下,由内向外,单方向刮拭。

刮痧常用体位

　　1. 坐位　多用于对头面部、颈项、肩部、上肢和背部区域的刮拭。常见的头痛、感冒、颈痛、肩痛等刮痧时多选择坐位。

2. 仰靠坐位　患者背部靠在椅背坐于椅上,暴露颈项前部及胸前部位。这种体位多用于对面部、颈前和胸部、肩部、上肢部位的刮拭。常见的面部美容,或对有咽部不适、慢性支气管炎、气管炎、心脏病进行颈痛、肩痛和全身保健刮痧时多选择仰靠坐位。

3. 站位　患者前倾稍弯腰站于床、桌或椅前,双手扶着床、桌边或椅靠,使背部、下肢暴露,关节、肌肉舒展,便于操作。站位多用于对背部、腰部、臀部和下肢部位的刮拭。常见的背痛、腰痛、腿痛及下肢不适等多选择站位。

4. 仰卧位　患者面朝上仰卧在床上,暴露面、胸、腹及上肢内侧。仰卧位多用于对面部、胸部、腹部和上肢内侧部位的刮拭,尤其适用于老年人、妇女和全身保健者。常见的面部美容,心肺不适的胸部刮拭,腹泻、腹痛、减肥和全身保健刮痧等多选择仰卧位。

5. 俯卧位　患者面部朝下,俯卧床上,暴露头、颈、背、臀及下肢后侧。俯卧位多用于对头后部、颈后、肩上、背腰、臀部和下肢内、外、后侧的疲劳、疼痛,以及失眠。全身保健或背部刮痧配合拔罐、走罐等也多选择俯卧位。

6. 侧卧位　患者侧身卧于床上,暴露侧半身及身体前后。侧卧位多用于对肩部、臀部和下肢外侧的刮拭。常见的肩周疼痛、髋部疼痛以及下肢一侧骨关节疼痛时多选择侧卧位。

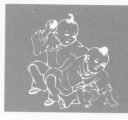

刮痧基本手法

握持刮痧板方法

单手握板,将板放置于掌心,一侧由拇指固定,另一侧由食指和中指固定,也可由拇指以外的其余四指固定,利用腕力进行刮拭,刮痧板移动方向与皮肤之间夹角以 45° 为宜,角度不可太大,也不可使用削铲法。

刮痧的强度和时间

手法的轻重,力量的大小,时间的长短,间隔的长短,应依据患者的年龄、性别、体质、身体状况以及出痧情况等因素而定。刮痧板接触皮肤时力量应适中,以患者能承受为度,做单方向均匀刮拭,每一角度方向刮 15～30 次,每一部位刮拭 3～5 分钟。

针对性刮痧或局部的保健刮痧一般 20～30 分钟,全身整体保健刮痧 40～50 分钟为宜。

个别患者不易出痧,不可强求出痧。出痧者一般 3～5 天痧退,痧退后方可进行再次刮拭。

几种常用刮拭手法

1. 轻刮法　是初学者常用手法之一。

2. 重刮法　是一种针对骨关节软组织疼痛性病症所采取的一种手法。

3. 快刮法　指刮拭的次数每分钟 30 次以上，力量有轻重之别。

4. 慢刮法　指刮拭的次数每分钟 30 次以下，力量有轻重之别。

5. 直线刮法　也称直板刮法，是一种常用的手法，就是利用刮痧板的上下边缘在体表进行直线刮拭。

6. 弧线刮法　指刮拭方向呈弧线形。

7. 逆刮法　指刮痧方向与常规的方向相反，即由下向上或由外向里 进行刮拭的方法。

8. 按摩法　多用于对麻木、发凉或绵绵痛之处刮痧。

9. 梳刮法　刮痧板或梳子与头皮成 45° 角，轻柔和缓刮拭，如梳头状，故名梳刮法。

10. 点压法　也叫点穴手法，多用于对穴位或痛点的点压，与按摩法配合使用。

11. 按揉法　用刮痧板在皮肤经络穴位做点压按揉。

12. 角刮法　使用特制的角形刮痧板或用板的棱角接触皮肤，并成 45° 角，自上而下或由里向外刮拭。

13. 边刮法　将刮痧板的两侧长条棱边或厚边或薄边与皮肤接触成 45° 角进行刮拭。

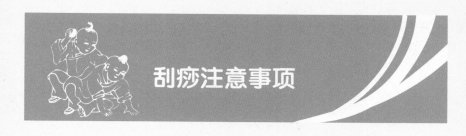

刮痧注意事项

刮痧的注意要点

1. 根据保健刮痧的适用范围,接待适合进行刮痧的患者,不宜超出相应范围。

2. 患者的体位是否合适,对于能否正确地进行刮拭操作、可否防止晕刮以及能否取得良好效果都有很大影响。在刮痧时一定要选择合适的体位。

3. 根据患者的体质,选择好合适的刮痧部位后,尽量暴露。若刮拭部位皮肤不够清洁,要用经过消毒的热毛巾、纸或酒精棉球擦洗干净,预防感染。

4. 对于初次接受刮痧的患者,应做必要的解释工作,以消除患者的紧张心理。

5. 刮痧时应保持室内温度适宜,尤其是在冬季应避免伤风受寒;夏季应避免风扇、穿堂风及空调直吹刮拭部位。

6. 刮痧后,患者应稍作休息,并喝适量温开水。不宜即刻食用生冷食物或洗凉水澡。

7. 刮痧时用力要均匀,手法由轻到重,以患者能承受为度,刮到局部潮红或出现痧斑、痧点为止。

8. 一部分患者经过刮拭后不易出痧,不可大力重刮或长时间刮拭。

9. 对于年迈、体弱、年幼、对疼痛敏感的患者,使用轻刮法刮拭,并注意观察其面色、表情及全身情况，随时调整方案。

10. 刮痧后痧斑未退，不宜在原处再次进行刮拭出痧。一般间隔3～5天，待痧退后方可在原部位再刮。

11. 下肢静脉曲张或下肢肿胀者，宜采用逆刮法，由下向上刮，注意不要从上向下刮。

刮痧的禁忌证

1. 有严重的心脑血管疾病、肝肾功能不全、全身水肿者禁用刮痧。

2. 女性月经期，腹部、腰骶部禁用刮痧。

3. 眼睛、口唇、舌体、耳孔、鼻孔、乳头、肚脐、前后二阴等部位禁止刮痧。

4. 凡体表红肿、破溃、疮、痣、斑疹之处和不明原因的包块处禁止刮痧。

5. 急性扭伤、创伤的疼痛部位或骨折部位禁止刮痧。

6. 有接触性皮肤传染病者忌用刮痧或注意严格消毒后方可使用。

7. 有出血倾向者（如糖尿病晚期、严重贫血、白血病、再生障碍性贫血和血小板减少）慎用刮痧。

8. 对于过度饥饱、过度疲劳、醉酒者，不可重力大面积刮痧，特殊情况下可用轻刮法或点按刮拭。

9. 精神疾病患者禁用刮痧法。

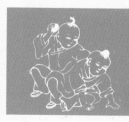

五季养生概述

　　我国古代对一年季节的划分有四季和五季两种方法。因人体有五脏，故常用五脏与五季相对应来说明人体五脏的季节变化。《素问·脏气法时论》中就是以肝主春、心主夏、脾主长夏、肺主秋、肾主冬来阐述的。具体说的是春天肝脏功能旺盛，夏天心脏功能旺盛，长夏脾脏功能旺盛，秋天肺脏功能旺盛，冬天肾脏功能旺盛。正因为五脏与五季相对应，因此在春、夏、长夏、秋、冬这五个季节里应分别以相应的脏器作为养生重点。

　　春季五行属木，五脏应肝，为阴中之少阳。春天阳气渐生，万物苏醒，泛指具有生长、生发、条达舒畅等作用或性质的事物。肝藏血，主疏泄、主动、主升，被称为"将军之官"。养肝，从春天开始。

　　春季养肝是多方面的，首先要重视精神调养，戒暴怒，忌忧郁；其次要心胸开阔，乐观向上，保持恬静愉悦的心态，以顺应肝的条达之性。《黄帝内经》说："虚邪贼风，避之有时"，告诉我们要及时避免能使人致病的风邪，尤其在春季。春天是风气之令，风性旺，我们要预防乙肝、面瘫、过敏等病症。

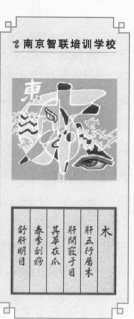

南京智联培训学校

木
肝五行属木
肝开窍于目
其华在爪
春季刮痧
舒肝明目

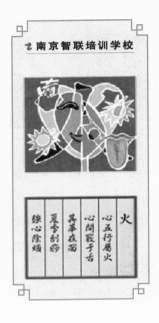

火	心五行属火	心闭窍于舌	其华在面	夏季剂病	缓心阴烦

夏季五行属火,五脏应心,为阳中之太阳。夏天阳气最盛,生长迅速,泛指具有温热、升腾作用的事物。心主血,藏神,起着主宰生命活动的作用,被称为"君主之官"。夏季养生当先养心。

暑为夏季的主气,为火热之气所化,夏季气候炎热,代谢最盛,阳气外发,伏阴在内,气血运行活跃于体表,夏季养生重在精神调摄,保持愉悦稳定的情绪,切忌大喜大悲,以免以热助热,火上加油。心静人自凉,从而养生养心。夏季要注意防暑,预防心血管系统疾病。

长夏五行属土,五脏应脾,为阴中之至阴;泛指具有生化、承载、受纳等作用的事物。脾主运化水谷精微,为气血生化之源,被称为"后天之本"。

长夏是夏秋之交,和人体五脏中的脾气相通,具有天气湿热的特点,要防湿邪(湿邪容易引起面部痤疮、皮肤油腻、大便黏腻不爽以及白带异常等妇科炎症);长夏季节人体阳气发散到体表,脏腑功能尤其是脾胃功能较弱,容易引起食欲不振、腹胀、腹泻、便秘、消化不良等疾病。

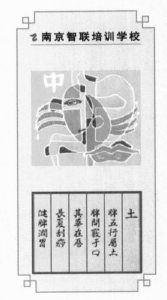

土	脾五行属土	脾开窍于口	其华在唇	长夏剂病	健脾润胃

秋季五行属金,五脏应肺,为阳中之少阴;泛指具有宣发、肃降、收敛等作用的事物。肺主一身之气,负责呼吸、宣发肃降、通调水道,具有协助心君调节人体的功能,被称为"相傅之官"。

秋季,阳气渐收,阴气渐长,万物成熟收获,由阳盛转变为阴盛,人体的阴阳代谢也随阳消阴长过渡。春夏养阳,秋冬养阴。秋天要注意养阴、养肺,预防感冒、便秘、老寒腿、支气管炎等病症。

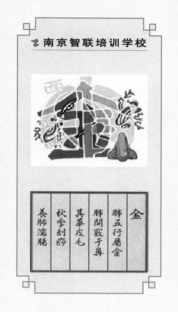

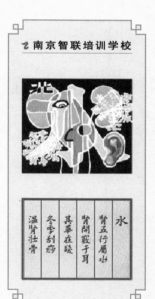

冬季五行属水,五脏应肾,为阴中之太阴;泛指具有寒凉、滋润、向下运动的事物,肾藏精、主生长、生殖、水液代谢,为脏腑阴阳之本,生命之源,故为"先天之本"。

《黄帝内经》中说:"冬三月,此为闭藏,水冻地坼,无扰乎阳,早卧晚起,必待日光……此冬气之应,养藏之道也"。就是说冬天养生的基本原则是顺应阳气的潜藏,以敛阴护阳为根本,去寒就温,勿使阳气外泄,防止严寒气候的侵袭,预防脑中风、冠心病、肩周炎、内风湿性关节炎等。

刮痧
消百病

GUASHA
XIAOBAIBING

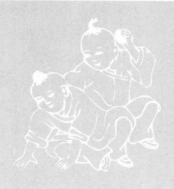

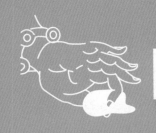

PART 1 　春季刮痧

春季养生防病先防风。晨起多刮头,振奋阳气。

风邪是外界致病因素中的一种,其致病的特点是发病快、变化多;疼痛呈现游走性并遇风加重;多侵犯人体上部;发热时有汗出恶风;常伴有动的征象如震颤、抽搐和痉挛等。风邪终年皆有,五季皆可伤人,而其他几种邪气又容易与风邪相合入侵人体,如风与寒相合就成风寒,与湿相合就成风湿,与热相合就成风热。风邪在这里面都充当了致病的先导。尤其在春分前后,一些慢性病最易复发,如偏头痛、胃痛、慢性咽炎、过敏性哮喘、高血压、冠心病、心肌梗死、精神病等最为常见。

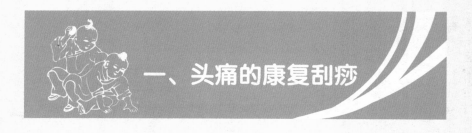

一、头痛的康复刮痧

1. 头痛的原因和表现

头痛是一种常见病,因头部经络是阳经交汇之处,五脏精华之血,六腑清阳之气都在此交汇。风邪外侵、七情内伤、脾肺升降失调、清阳不运都会导致头痛,症状是经常失眠、耳鸣、情绪异常、健忘、四肢麻木、呕吐等。痛在脑后是太阳经遇风寒,痛在侧头是少阳经上火,痛在前额是阳明经热痛,痛在项上是厥阴经肝瘀等。

2. 刮痧程序

(1)取坐位或俯卧位、仰卧位,并消毒刮痧板。

(2)热毛巾清洁需要刮拭部位的皮肤,涂油熨热。

(3)全头放松,寻找头部疼痛点并重点刮拭疼痛点(作用:益气升阳、宁神醒脑、息风解表)。

  a. 刮拭督脉:神庭→风府,力度轻且用力均匀,弧线刮拭 10～30 次。

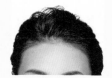

神庭:在头部,前发际正中直上 0.5 寸。

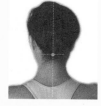

风府:在颈后区,枕外隆凸直下,两侧斜方肌之间凹陷中。

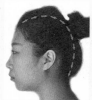

神庭→风府

b. 分别梳理头部正中线两侧。方向为从前额至后头枕部,每一条线都应力度轻且用力均匀,刮拭 10 ～ 30 次。

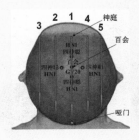

梳头法:刮拭全头

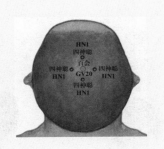

百会:在头部,前发际正中直上 5 寸。取穴方法①:在前、后发际正中连线的中点向前 1 寸凹陷中。取穴方法②:折耳,两耳尖向上连线的中点。

c. 按揉百会穴 1 ～ 2 分钟,以局部有热感为宜(作用:升阳固脱,疏肝息风,益肾安神,镇痛)。

(4)分别梳理两侧头部的足少阳胆经(作用:温阳通络、宣发少阳、平肝息风,祛风解毒,通利官窍)。

a. 刮拭太阳→风池,先左后右,弧线轻刮 10 ～ 30 次。

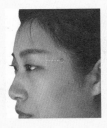

太阳:在头部,眉梢与目外眦之间,向后约一横指的凹陷中。

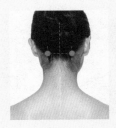

风池:在颈后区,枕骨之下,胸锁乳突肌上端与斜方肌上端之间的凹陷中。

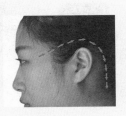

太阳→风池

🍂 b. 按揉太阳穴、风池穴各 1 ～ 2 分钟，以局部有热感为宜。

（5）刮拭颈肩部

🍂 a. 刮拭督脉：风府→大椎直线轻刮 10 ～ 20 次（作用：通经活络、缓解脑部供血不足，清热散寒、化瘀、安神开窍，止痛）。

🍂 b. 按揉大椎穴 1 分钟。

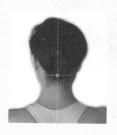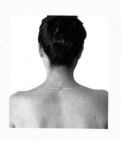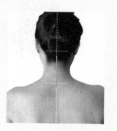

风府：在颈后区，枕外隆凸直下，两侧斜方肌之间凹陷中。　　大椎：在脊柱区，第 7 颈椎棘突下凹陷中，后正中线上。　　风府→大椎

🍂 c. 刮拭肩上部：风池→肩井→肩髃先左后右，弧线重刮 10 ～ 20 次。

🍂 d. 按揉、弹拨肩井穴各 1 分钟（作用：通经活络、豁痰开窍、降压、解除疲劳，祛风清热，消肿镇痛、安神。方法：先左后右）。

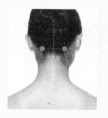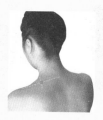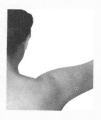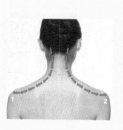

风池：在颈后区，枕骨之下，胸锁乳突肌上端与斜方肌上端之间的凹陷中。　　肩井：在肩胛区，第 7 颈椎棘突与肩峰最外侧点连线的中点。　　肩髃：在三角肌区，肩峰外侧缘前端与肱骨大结节两骨间凹陷中。　　风池→肩井→肩髃

（6）刮拭背部

🔖 a. 刮拭督脉：大椎→至阳，直线轻刮 10 ～ 20 次（作用：宽胸理气、疏风散结、调理脏腑）。

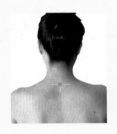

大椎：在脊柱区，第
7 颈椎棘突下凹陷
中，后正中线上。

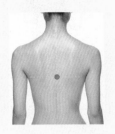

至阳：在脊柱区，第
7 胸椎棘突下凹陷
中，后正中线上。

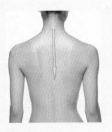

大椎→至阳

🔖 b. 刮拭脊柱两侧（华佗）夹脊穴的第 1 胸椎至第 7 胸椎各 10 ～ 20 次。

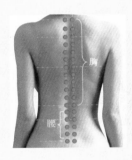

夹脊：在脊柱区，第 1 胸椎至
第 5 腰椎棘突下两侧，后正中
线旁开 0.5 寸，一侧 17 穴。

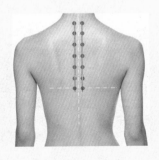

刮拭夹脊穴胸椎部分

（7）刮拭上肢（先左后右）

🔖 a. 刮拭双侧手阳明大肠经：曲池→合谷直线轻刮 10 ～ 20 次（作用：清泻阳明、疏风化湿、解表止痛）。

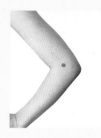 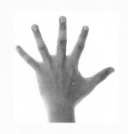 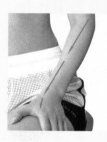

曲池：在肘区，尺
泽与肱骨外上髁
连线的中点处。

合谷：在手背，第 2 掌
骨桡侧的中点。

曲池→合谷

🕊 b. 刮拭双侧手太阴肺经：尺泽→列缺直线轻刮 10 ～ 20 次（作用：清热宣肺、解表通络、止痛）。

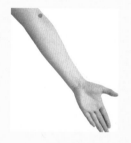 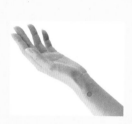 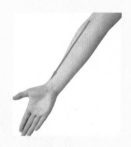

尺泽：在肘区，肘横
纹上，肱二头肌腱桡
侧缘凹陷中。

列缺：在前臂，腕掌侧远
端横纹上 1.5 寸，拇短伸
肌腱与拇长展肌腱之间，
拇长展肌腱沟的凹陷中。

尺泽→列缺

（8）用干纸巾擦干多余的油，让患者穿好衣服，喝一杯温水，并注意保暖，避风。退痧后方可再次刮痧。

3. 注意事项

（1）血压不稳定时要防止晕刮。

（2）有高血压病史者要防止中风。

（3）炸裂样头痛防止脑意外。

梳头醒脑百会穴，太阳风池不可少。

颈刮三阳通气血，大椎至阳督脉上。

华佗夹脊把气理，肺与大肠宣表里。

列缺合谷来通窍，醒脑安神身体好。

案 例

某女，42岁，南京六合区大厂人。头痛十多年，伴有头昏、失眠、低血压等症状。学习刮痧后，每天坚持梳头刮痧，每五天刮拭颈背部，并按揉四关穴（即双合谷穴加双太冲穴）。通过一个月的调理，头部症状减轻，失眠有明显改善。

编者按：
春季是肝气升发的季节，春天刮拭头部利于舒展头部经脉，可缓解头部不适，效果最佳。

小贴士：
1. 要多出门运动和锻炼。
2. 避免阳光强性刺激。

二、胆囊炎的康复刮痧

1. 胆囊炎的原因和表现

　　胆囊炎是细菌性感染引起的胆囊病变,是胆囊的常见病,一般胆囊炎多分为两种类型:急性胆囊炎和慢性胆囊炎。疼痛(在腹部的右侧)的症状是隐隐作痛、腹胀、恶心、厌食、消化不良等,而且呕吐出的水液是绿色的。

2. 刮痧程序

　　(1) 取坐位、俯卧位和仰卧位,刮痧板消毒。

　　(2) 热毛巾清洁所刮拭皮肤、涂油熨热。

　　(3) 刮拭背部

　　🐟 a. 刮拭督脉:大椎→至阳→脊中,直线轻刮 10 ～ 20 次。

　　🐟 b. 按揉至阳穴 10 次(作用:疏风、和解少阳、祛除黄疸)。

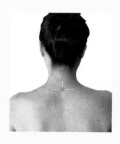

大椎:在脊柱区,第7颈椎棘突下凹陷中,后正中线上。

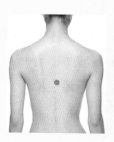

至阳:在脊柱区,第7胸椎棘突下凹陷中,后正中线上。

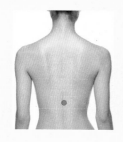

脊中：在脊柱区，第11胸椎棘突下凹陷中，后正中线上。

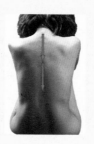

大椎→至阳→脊中

c. 刮拭内侧足太阳膀胱经：大杼穴→胆俞穴→胃俞穴，先左后右，直线重刮 10 ～ 20 次，并按压胆俞穴 1 分钟（作用：通达太阳经脉、解郁利胆、清热化湿、止痛）。

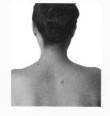

大杼：在脊柱区，第1胸椎棘突下，后正中线旁开1.5寸。

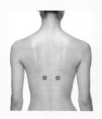

胆俞：在脊柱区，第10胸椎棘突下，后正中线旁开1.5寸。

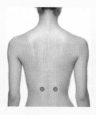

胃俞：在脊柱区，第12胸椎棘突下，后正中线旁开1.5寸。

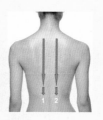

大杼→胆俞→胃俞

d. 刮拭外侧足太阳膀胱经：附分穴→阳纲穴→志室穴，先左后右，直线重刮 10 ～ 20 次。

e. 按揉阳纲穴 2 分钟，先左后右（作用：疏经活络、舒肝利胆、化结消石）。

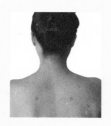

附分：在脊柱区，第2胸椎棘突下，后正中线旁开3寸。

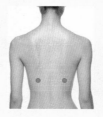

阳纲：在脊柱区，第10胸椎棘突下，后正中线旁开3寸。

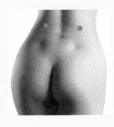

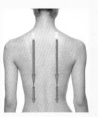

志室:在腰区,第2腰椎棘突下,后正中线旁开3寸。

附分→阳纲→志室

（4）刮拭腹部

🕊 a. 刮拭任脉:剑突穴→中脘穴→关元穴（避开肚脐）,直线轻刮10 ~ 20次。

🕊 b. 按揉中脘穴1分钟（作用:滋阴,通理六腑之气,祛除腹痛）。

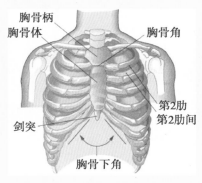

剑突

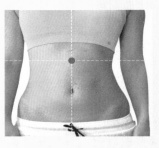

中脘:在上腹部,脐中上4寸,前正中线上。

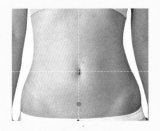

关元:在下腹部,脐中下3寸,前正中线上。

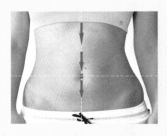

剑突→中脘→关元

c. 刮拭足阳明胃经：不容穴→归来穴，先左后右，由上而下，直线刮拭 10 ～ 20 次（作用：理气和胃、降逆利胆、止痛）。

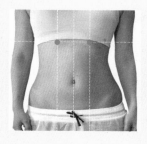 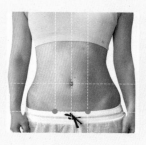 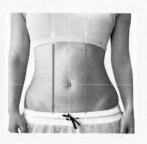

不容：在上腹部，脐中上 6 寸，前正中线旁开 2 寸。

归来：在下腹部，脐中下 4 寸，前正中线旁开 2 寸。

不容→归来

d. 由内向外，先左后右，用轻刮法刮拭期门穴、日月穴各 50 次（作用：加强胆的气机调畅、解郁止痛，因为肝胆互为表里）。

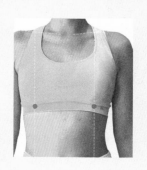 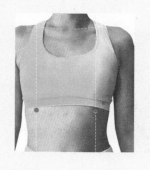

期门：在胸部，第 6 肋间隙，前正中线旁开 4 寸。取穴：在乳头直下，不容旁开 2 寸处取穴。女性在锁骨中线与第 6 肋间隙交点处。

日月：在胸部，第 7 肋间隙中，前正中线旁开 4 寸。取穴：乳头直下，期门下 1 肋；女性在锁骨中线与第 7 肋间隙交点处。

（5）刮拭上肢的手少阳三焦经：天井穴→支沟穴，先左后右，直线轻刮 10 ~ 20 次，并轻刮支沟穴 2 分钟（作用：通理三焦、清浊散结）。

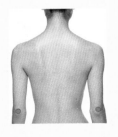

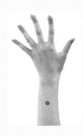

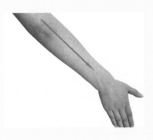

天井：在肘后区，肘尖上 1 寸凹陷中。注：屈肘 90°时，鹰嘴窝中。

支沟：在前臂后区，腕背侧远端横纹上 3 寸，尺骨与桡骨间隙中点。

天井→支沟

（6）刮拭下肢的足少阳胆经

✎ a. 风市穴→阳陵泉穴→丘墟穴，先左后右，直线轻刮 10 ~ 20 次。

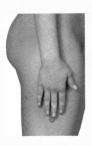

风市：在大腿外侧正中，垂手直立，掌心贴于大腿时，中指尖所指凹陷中，髂胫束后缘。

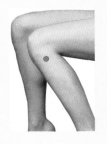

阳陵泉：在小腿外侧，腓骨头前下方凹陷中。

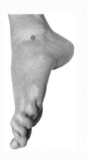

丘墟：在踝区，外踝的前下方，趾长伸肌腱的外侧凹陷中。取穴：第 2 ~ 5 趾抗阻力伸展，可显现趾长伸肌腱。

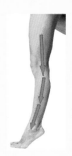

风市→阳陵泉→丘墟

b. 刮拭阳陵泉→胆囊穴,先左后右、直线轻刮 30 次,并按揉太冲穴 1 分钟(作用:舒肝利胆、散胆蕴热,镇痛)。

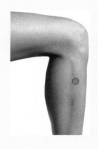

胆囊:在小腿外侧,腓骨小头直下 2 寸。

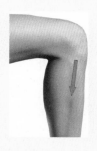

阳陵泉→胆囊穴

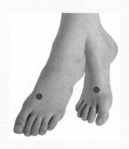

太冲:在足背,第 1、2 跖骨间,跖骨底结合部前方凹陷中,或触及动脉搏动。

(7)用干纸巾擦去多余的油,让患者穿好衣服、喝一杯温水,注意保暖,避风。退痧后方可再次刮痧。

3. 注意事项

(1)多次刮痧效果不佳时,应及时到医院就诊。

(2)刮痧后应多喝水,注意保暖,不能淋雨。

胆痛来时莫慌张,对症处理有良方。

大椎至阳到脊中,和解少阳清胆黄。

阳纲中脘把胆利,期门日月调气机。

胆经通络阳陵泉,舒肝利胆太冲强。

案 例

某女，45岁，南京鼓楼区人。某天上课时突发腹痛、腹胀，并伴有背部钝痛。此时，老师和学员把她扶上按摩床，进行背部五条线刮痧。在右侧肩胛骨有大区域红色痧斑刮出，且在胆肝投射区有黑色包状痧。背部刮痧后，她的疼痛消失。继续在其腹部五条线和乳下胸肋进行梳理刮痧。在其腋下章门穴处发现疼结点，并将其揉散。后对上肢三焦经、心包经进行轻刮时，发现支沟穴处有散状红斑。对其下肢胆经从风市→阳陵泉→丘墟刮痧时，她主诉特别痛，不让刮痧，说是连轻刮起都痛。最后对她进行按揉，经近半小时的努力，症状消失。我们立即让学员去医院就诊，被诊断为慢性胆囊炎并有胆囊结石。

编者按：
春季刮肝胆二经可疏通肝气、解郁结、宣胆热、舒肝、解胆络。

小贴士：
饮食要清淡。

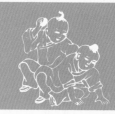

三、口腔溃疡的康复刮痧

1. 口腔溃疡的原因和表现

口腔溃疡，又叫"口疮"，是发生在口腔黏膜上的一种疾病，好发于唇、舌等处。形状如黄豆大小的，小白点样，发病因素是由于精神压力过大、食物、药物、激素等所导致的。一般多在（春秋季）季节变化时发生，与人们的脏腑有关。

2. 刮痧程序

（1）取坐位和仰卧位，给刮痧板消毒。

（2）热毛巾清洁皮肤，涂油熨热。

（3）刮拭肩颈部：

➧ a. 刮拭督脉：风府穴→大椎穴，直线轻刮 10 ～ 20 次（作用：清热凉血、润肺宣表、清心解毒）。

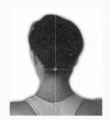

风府：在颈后区，枕外隆凸直下，两侧斜方肌之间凹陷中。

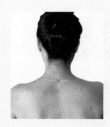

大椎：在脊柱区，第7颈椎棘突下凹陷中，后正中线上。

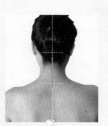

风府→大椎

💭 b. 刮拭足太阳膀胱经：天柱穴→风门穴，先左后右，直线轻刮
10～20次（作用：散风、祛热、止痛）。

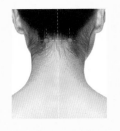
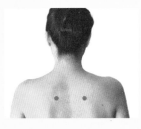
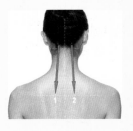

天柱：在颈后区，横平
第2颈椎棘突上际，斜
方肌外缘凹陷中。

风门：在脊柱区，第
2胸椎棘突下，后正
中线旁开1.5寸。

天柱→风门

💭 c. 刮拭肩上：风池穴→肩井穴→肩髃穴，先左后右，弧线刮
10～20次（作用：通络活血、疏风清窍）。

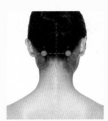

风池：在颈后区，
枕骨之下，胸锁乳
突肌上端与斜方
肌上端之间的凹
陷中。

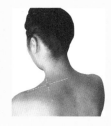

肩井：在肩胛区，
第7颈椎棘突与
肩峰最外侧点连
线的中点。

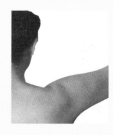

肩髃：在三角肌
区，肩峰外侧缘前
端与肱骨大结节
两骨间凹陷中。

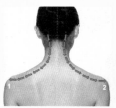

风池→肩井→肩髃

（4）刮上肢内侧（先左后右）

💭 a. 刮拭手少阴心经：少海穴→神门穴→少府穴，直线轻刮
10～20次（作用：清心凉血、生津除燥）。

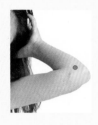 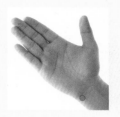 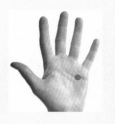 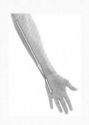

少海：在肘前区，横平肘横纹，肱骨内上髁前缘。

神门：在腕前区，腕掌侧远端横纹尺侧端，尺侧腕屈肌腱的桡侧缘。

少府：在手掌，横平第5掌指关节近端，第4、5掌骨之间。取穴：第4、5掌骨之间，握拳时，小指尖所指处，横平劳宫。

少海→神门→少府

  b. 刮拭手厥阴心包经：曲泽穴→大陵穴，直线轻刮 10 ～ 20 次（作用：清热、化湿、除臭）。

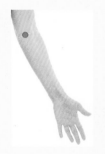 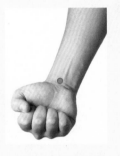 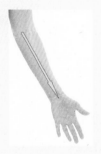

曲泽：在肘前区，肘横纹上，肱二头肌腱的尺侧缘凹陷中。

大陵：在腕前区，腕掌侧远端横纹中，掌长肌腱与桡侧腕屈肌腱之间。

曲泽→大陵

（5）刮拭下肢内侧（先左后右）

  a. 刮拭足太阴脾经：血海→三阴交，直线轻刮 10 ～ 20 次（作用：健脾化湿、滋阴潜阳、益气）。

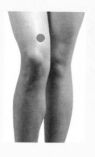
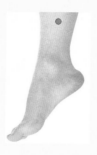
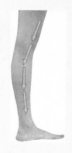

血海：在股前区，髌底内侧端上2寸，股内侧肌隆起处。

三阴交：在小腿内侧，内踝尖上3寸，胫骨内侧缘后际。

血海→三阴交

✎ b. 刮拭足厥阴肝经：阴包穴→曲泉穴→三阴交穴，先左后右，直线轻刮 10 ～ 20 次（作用：疏肝息风、凉血生津）。

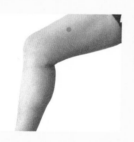
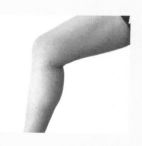

阴包：在股前区，髌底上4寸，股薄肌与缝匠肌之间。

曲泉：在膝部，腘横纹内侧端，半腱肌肌腱内缘凹陷中。注：屈膝，在膝内侧横纹端最明显的肌腱内侧凹陷中取穴。

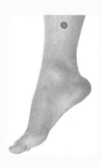
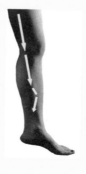

三阴交：在小腿内侧，内踝尖上3寸，胫骨内侧缘后际。

阴包→曲泉→三阴交

（6）用干纸巾擦干多余的油,让患者穿上衣服,喝温水,并注意保暖。退痧后方可再次刮痧。

3. 注意事项

刮痧过程中皮肤有异样状的,应注意免疫系统疾病。

口腔溃疡常见病,颈部刮痧祛火灵。
风池肩井加大椎,手上心包和心经。
曲泽少海去异味,神门安神又清心。
血海三阴交凉血,阴包曲泉利肝经。

案 例

某女,36 岁,南京玄武区人。常年口腔溃疡,夏季也有,不敢含用辛辣之物,平日饮食比较清淡,体型清瘦。内火旺还怕冷,口腔异味重。经常口服牛黄解毒丸,效果不明显。在学习刮痧期间,我们常刮拭她颈背部的 5 条线,发现她的颈、背、腰部有不同大小的疱疹,属于过敏体质,并伴有荨麻疹迹象。她说小时候有荨麻疹病史。此后,对她的刮痧都采用轻刮法,缓缓透痧散热,且时间不宜太长。上肢刮心包经、心经加配大肠经的曲池穴(重刮),下肢的三阴、三阳六条经都一一刮拭。重点刮拭她的肝经、脾经。因为是夏天,每间隔一天就刮 1 次。通过 10 次刮痧调理,身上疱疹、结斑消去,口无异味,口腔溃疡面减少。

编者按:
春刮肝肾二脉,除燥生津。

小贴士:
多走路,按摩脚心涌泉穴生津。

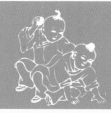

四、风湿性关节炎的康复刮痧

1. 风湿性关节炎的原因和表现

风湿性关节炎是一种急、慢性结缔组织炎症，是由于风湿病所引起的关节疼痛，具有游走性。症状是关节红肿热痛，不能活动，一般在膝、髋、踝等下肢大关节。其次是小关节，肩、肘、腕关节，疼痛游走不定。风湿性关节炎游走到心脏部位，可引起风湿性心脏病。

2. 刮痧程序

（1）患者取站位或卧位，给刮痧板消毒。

（2）热毛巾清洁所刮拭皮肤，涂油熨热。

（3）刮拭背部

🐾 a. 刮拭督脉：大椎穴→脊中穴，直线轻刮 10 ～ 20 次。

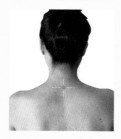

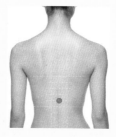

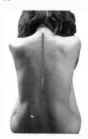

大椎：在脊柱区，第 7 颈椎棘突下凹陷中，后正中线上。

脊中：在脊柱区，第 11 胸椎棘突下凹陷中，后正中线上。

大椎→脊中

b. 刮拭足太阳膀胱经：大杼穴→膈俞穴→肝俞穴→脾俞穴→肾俞穴，先左后右，直线轻刮 10 ～ 20 次（作用：背刮三阳可疏肝泻热、凉血消肿。膈、肝、脾三俞可健益气、通调气机）。

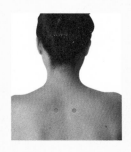

大杼：在脊柱区，第 1 胸椎棘突下，后正中线旁开 1.5 寸。

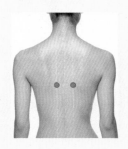

膈俞：在脊柱区，第 7 胸椎棘突下，后正中线旁开 1.5 寸。

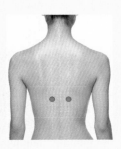

肝俞：在脊柱区，第 9 胸椎棘突下，后正中线旁开 1.5 寸。

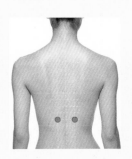

脾俞：在脊柱区，第 11 胸椎棘突下，后正中线旁开 1.5 寸。

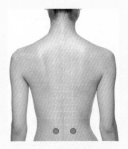

肾俞：在脊柱区，第 2 腰椎棘突下，后正中线旁开 1.5 寸。

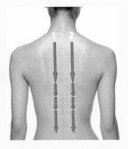

大杼→膈俞→肝俞→脾俞→肾俞

（4）刮拭上肢（先左后右）：

a. 刮拭手厥阴心包经：曲泽穴→中冲穴，直线轻刮 10 ～ 20 次（作用：泻热、散瘀、消肿）。

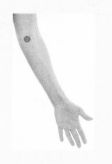 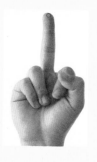 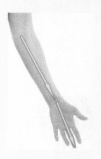

曲泽：在肘前区，肘横纹上，肱二头肌腱的尺侧缘凹陷中。　中冲：在手指，中指末端最高点。　曲泽→中冲

🌿 b. 刮拭手阳明大肠经：曲池穴→合谷穴，直线轻刮 10 ～ 20 次（作用：清泄阳明、化瘀）。

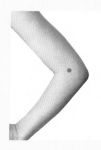 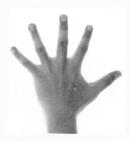 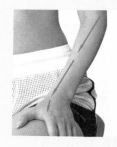

曲池：在肘区，尺泽与肱骨外上髁连线的中点处。　合谷：在手背，第 2 掌骨桡侧的中点。　曲池→合谷

（5）刮拭下肢（先左后右）

🌿 a. 刮拭足阳明胃经：髀关穴→外踝穴，直线轻刮 10 ～ 20 次（作用：益气和胃、调畅气血）。

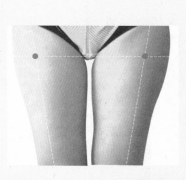

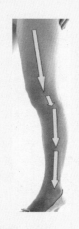

髀关：在股前区，约相当于髂前上棘、髌底外　　　髀关→外踝
侧端连线与耻骨联合下缘水平线的交点处。

🍂 b. 刮拭足少阳胆经：阳陵泉穴→悬钟穴，直线轻刮 10 ～ 20 次
（作用：通利胆热、化湿散结）。

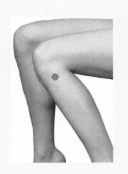

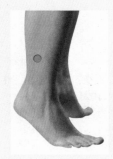

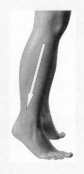

阳陵泉：在小腿外侧，腓　　　悬钟：在小腿外侧，外　　　阳陵泉→悬钟
骨头前下方凹陷中。　　　　　踝尖上 3 寸，腓骨前缘。

🍂 c. 刮拭足太阳膀胱经：承扶穴→委中穴→承山穴，直线轻刮 10
～ 20 次（作用：泻血中邪热、凉血消肿）。

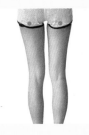 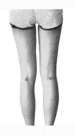 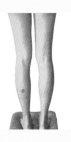 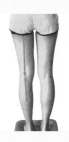

承扶：在股后区，臀沟的中点。

委中：在膝后区，腘横纹中点。

承山：在小腿后区，腓肠肌两肌腹与肌腱交角处。

承扶→承山

🔖 d. 刮拭足厥阴肝经：阴包穴→三阴交穴，直线轻刮 10 ～ 20 次（作用：疏泄肝胆、解郁散结、化瘀、滋阴养膝）。

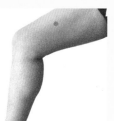 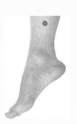 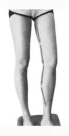

阴包：在股前区，髌底上4寸，股薄肌与缝匠肌之间。

三阴交：在小腿内侧，内踝尖上3寸，胫骨内侧缘后际。

阴包→（曲泉→）三阴交

大腿内侧上30 cm → 三阴交

🔖 e. 刮拭足少阴肾经：大腿内侧上 30 cm →三阴交穴，直线轻刮 10 ～ 20 次（作用：滋阴、温补肾阳、温膝、散瘀化结）。

（6）用干纸巾擦干多余的油，让患者穿衣服、喝温水，并注意保暖。退痧后方可再次刮痧。

3. 注意事项

对关节肿痛者,禁刮。

风湿关节风热起,关节红肿不固定。
太阳督脉背上刮,祛散风寒又升阳。
膈肝脾这三俞穴,清瘀消肿气机畅。
曲泽委中三阴交,凉血止痛真在行。

案 例

某女,72岁,南京六合区大厂人,扬子乙烯退休职工,有老寒腿病史。去年患风湿性关节炎。有时关节红肿,夜间加重。其儿媳在学习刮痧期间,应用冬病夏治理论,在夏季对其进行刮痧调理,在膝关节周围刮痧的同时配合拔罐和艾灸。经过夏季百日调理,其风湿性关节痛基本消失,行走自如,上楼不吃力。

编者按:
春刮肝胆二经,疏筋利节、化瘀。

小贴士:
应避免受凉,受潮湿,关节扭伤,跌伤等伤害。

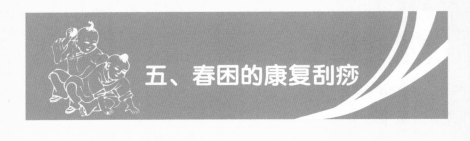

五、春困的康复刮痧

1. 春困的原因和表现

春困是因为季节交换给人们带来的生理变化的一种客观反应。因冬天寒冷，人体的温度低，毛孔收缩、闭合减少热量的散发，血液循环减慢只维持人体的正常体温。到了春季气温的提高，人的毛孔、汗腺、血管开始舒张，皮肤血液循环加快，大脑供血不足，人们就会感到困倦思睡，且总觉得睡不够。但是其中含一些病理因素，如抑郁症、肝炎前期、糖尿病、心脏病、高血压等慢性疾病。体虚也会引起春困。

2. 刮痧程序

（1）患者取站位或卧位，给刮痧板消毒。

（2）可隔衣服刮拭，不涂油；也可在皮肤上直接刮拭，涂油熨热。

（3）梳头法刮拭全头：按下图方向和顺序梳头 5 分钟，以头部有灼热感为宜（作用：消除疲劳、开窍醒神）。

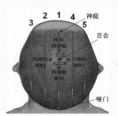

梳头法刮拭全头

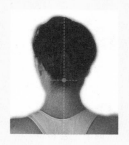
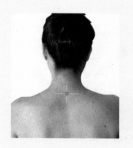
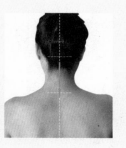

风府：在颈后区，枕外隆凸直下，两侧斜方肌之间凹陷中。

大椎：在脊柱区，第7颈椎棘突下凹陷中，后正中线上。

风府→大椎

（4）刮拭颈部

🐾 a. 刮拭督脉：风府穴→大椎穴，直线轻刮 10～20 次。

🐾 b. 刮拭足少阳胆经：风池穴→肩井穴，先左后右，弧线轻刮 10～20 次（作用：松解颈部僵硬、酸痛，改善脑部供氧，消除疲劳）。

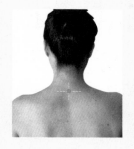
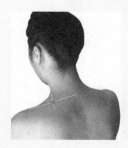
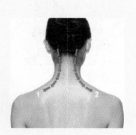

大椎：在脊柱区，第7颈椎棘突下凹陷中，后正中线上。

肩井：在肩胛区，第7颈椎棘突与肩峰最外侧点连线的中点。

风池→肩井

（5）刮拭上肢双外侧（先左后右）

🐾 a. 刮拭手阳明大肠经：曲池穴→合谷穴，直线轻刮 10～20 次（作用：清泻阳明之热，醒窍）。

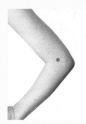

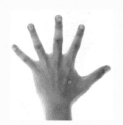

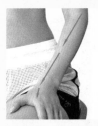

曲池：在肘区，尺泽
与肱骨外上髁连线
的中点处。

合谷：在手背，第2掌
骨桡侧的中点。

曲池→合谷

  b. 刮拭手少阳三焦经：天井穴→外关穴，直线轻刮 10 ～ 20 次
（作用：通理三焦、清别祛浊、散热开窍）。

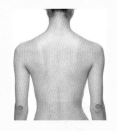

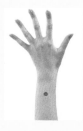

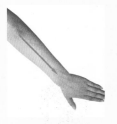

天井：在肘后区，肘
尖上1寸凹陷中。

外关：在前臂后区，腕
背侧远端横纹上2寸，
尺骨与桡骨间隙中点。

天井→外关

  c. 刮拭手太阳小肠经：小海穴→养老穴，直线轻刮 10 ～ 20 次。

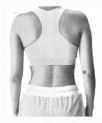

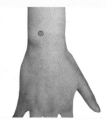

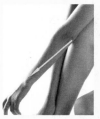

小海：在肘后区，
尺骨鹰嘴与肱骨内
上髁之间凹陷中。

养老：在前臂后区，
腕背横纹上1寸，
尺骨头桡侧凹陷中。

小海→养老

（6）刮拭上肢双内侧（先左后右）

a. 刮拭手太阴肺经：尺泽穴→列缺穴，直线轻刮 10 ～ 20 次（作用：宣肺理气、通鼻窍）。

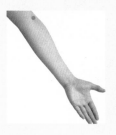
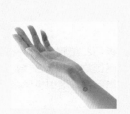
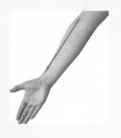

尺泽：在肘区，肘横纹上，肱二头肌腱桡侧缘凹陷中。

列缺：在前臂，腕掌侧远端横纹上 1.5 寸，拇短伸肌腱与拇长展肌腱之间，拇长展肌腱沟的凹陷中。

尺泽→列缺

b. 刮拭手厥阴心包经：曲泽穴→内关穴，直线轻刮 10 ～ 20 次（作用：静心安神、凉血泻热、顺气健脾、开胃清窍）。

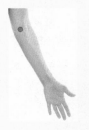
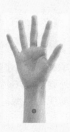
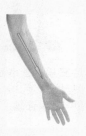

曲泽：在肘前区，肘横纹上，肱二头肌腱的尺侧缘凹陷中。

内关：在前臂前区，腕掌侧远端横纹上 2 寸，掌长肌腱与桡侧腕屈肌腱之间。

曲泽→内关

c. 刮拭手少阴心经：少海穴→神门穴，直线轻刮 10 ～ 20 次（作用：凉血、提神、醒脑）。

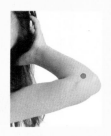

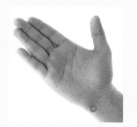

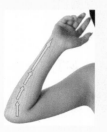

少海：在肘前区，横平肘横纹，肱骨内上髁前缘。

神门：在腕前区，腕掌侧远端横纹尺侧端，尺侧腕屈肌腱的桡侧缘。

少海→神门

（7）刮拭下肢双外侧（先左后右）

🐦 a. 刮拭足阳明胃经：足三里穴→丰隆穴，直线重刮 10 ～ 20 次（益气和胃、调和气血）。

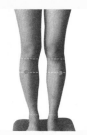

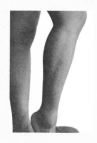

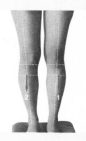

足三里：在小腿外侧，犊鼻下 3 寸，犊鼻与解溪连线上。

丰隆：在小腿外侧，外踝尖上 8 寸，胫骨前肌的外缘。

足三里→丰隆

🐦 b. 刮拭足少阳胆经：阳陵泉穴→丘墟穴，直线重刮 10 ～ 20 次（作用：利胆散热、明目）。

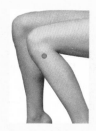

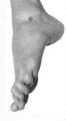

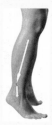

阳陵泉：在小腿外侧，腓骨头前下方凹陷中。

丘墟：在踝区，外踝的前下方，趾长伸肌腱的外侧凹陷中。

阳陵泉→丘墟

c. 刮拭足太阳膀胱经：委中穴→承山穴，直线重刮 10～20 次（作用：清热利湿、止涩养目）。

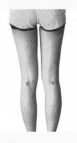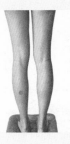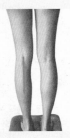

委中：在膝后区，腘横纹中点。

承山：在小腿后区，腓肠肌两肌腹与肌腱交角处。

委中→承山

（8）刮拭下肢双内侧（先左后右）

a. 刮拭足太阴脾经：血海穴→三阴交穴，直线轻刮 10～20 次（作用：凉血化湿、滋阴开窍）。

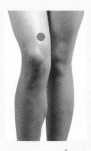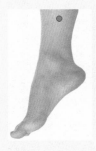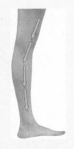

血海：在股前区，髌底内侧端上 2 寸，股内侧肌隆起处。

三阴交：在小腿内侧，内踝尖上 3 寸，胫骨内侧缘后际。

血海→三阴交

b. 刮拭足厥阴肝经：曲泉穴→三阴交穴，直线轻刮 10～20 次（作用：凉血泻火、舒肝明目）。

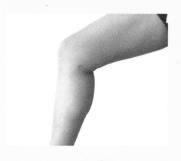

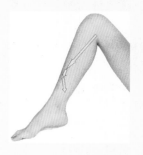

曲泉：在膝部，腘横纹内侧端，半腱肌肌腱内缘凹陷中。

曲泉→三阴交

（9）用干纸巾擦去多余的油，让患者喝温水，注意保暖。如隔衣服刮，一般不会出痧。如果出痧，退痧后方可再次刮痧。

3. 注意事项

早晨刮拭效果佳。

全头梳理真是妙，春困醒神第一招。

风府大椎升阳气，风池肩井去疲劳。

曲池合谷清阳明，天井外关理三焦。

小海养老开心窍，尺泽列缺宣肺气。

曲泽内关泻邪热，少海神门提神好。

益气丰隆足三里，利胆丘墟阳陵泉。

血海曲泉三阴交，委中承山可凉血。

立竿见影效果佳，平日锻炼更重要。

　　某男，47岁，南京鼓楼区人，上刮痧课常常犯困睡觉。课间休息，老师帮他刮拭全头以及四肢，并按揉合谷穴等。后来上课不再打哈欠。

编者按：
春季刮拭肝经舒肝明目、提神醒脑。

小贴士：
春季肝阳是向上走的，要学会控制情绪、放松身心、运行气血，以解春困。

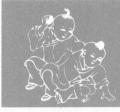

六、盗汗的康复刮痧

1. 盗汗的原因和表现

　　盗汗是人们在睡梦中出汗的症状,一般多为肾阳虚而肝火旺所致。如结核病、肿瘤病、高血压、更年期综合征及手术后体虚、精神紧张、心理压力大等因素都可引起盗汗。盗汗是人的植物神经功能紊乱和病变所引起的。中医称"汗为心液",若盗汗长期不止会引起心阴耗伤,十分严重,应积极治疗。

2. 刮痧程序

　　(1)患者取俯卧位和站位,给刮痧板消毒。

　　(2)热毛巾清洁所刮拭的皮肤,涂油熨热。

　　(3)刮拭背腰部(作用:温煦太阳脉、益肾补气、肺金归肾水、安宁)

　　a. 刮起拭督脉:大椎穴→长强穴,直线轻刮10～20次(作用:疏散阳经之热、调理脏腑)。

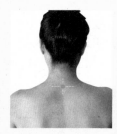

大椎:在脊柱区,第7颈椎棘突下凹陷中,后正中线上。

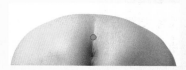

长强:在会阴区,尾骨下方,尾骨端与肛门连线的中点处。

b. 刮拭内侧两条足太阳膀胱经：大杼穴→次髎穴，先左后右，直线重刮 10 ～ 20 次。

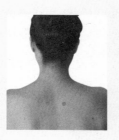

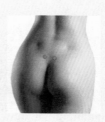

大杼：在脊柱区，第 1 胸椎棘突下，后正中线旁开 1.5 寸。

次髎：在骶区，正对第 2 骶后孔中。

c. 刮拭外侧两条足太阳膀胱经：附分穴→秩边穴，先左后右，直线重刮 10 ～ 20 次。

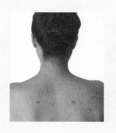

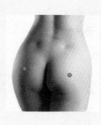

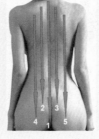

附分：在脊柱区，第 2 胸椎棘突下，后正中线旁开 3 寸。

秩边：在骶区，横平第 4 骶后孔，骶正中嵴旁开 3 寸。

刮拭背腰部

d. 搓命门穴、按揉双肾俞穴，各 5 分钟。

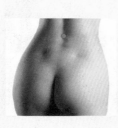

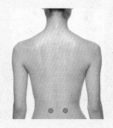

命门：在脊柱区，第 2 腰椎棘突下凹陷中，后正中线上。

肾俞：在脊柱区，第 2 腰椎棘突下，后正中线旁开 1.5 寸。

（4）刮拭双侧上肢（先左后右）

🪶 a. 刮拭手阳明大肠经：肩髃穴→曲池穴→合谷穴，直线轻刮 10 ～ 20 次（作用：清理阳明之邪热、通涤鼻窍、宣肺降逆）。

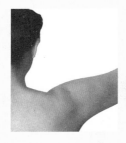

肩髃：在三角肌区，肩峰外侧缘前端与肱骨大结节两骨间凹陷中。

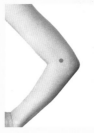

曲池：在肘区，尺泽与肱骨外上髁连线的中点处。

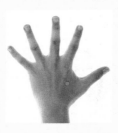

合谷：在手背，第2掌骨桡侧的中点。

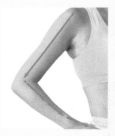

肩髃→曲池→合谷

🪶 b. 刮拭手太阳小肠经：小海穴→后溪穴，直线轻刮 10 ～ 20 次（作用：清心、凉血、安神）。

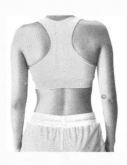

小海：在肘后区，尺骨鹰嘴与肱骨内上髁之间凹陷中。

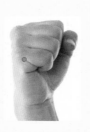

后溪：在手内侧，第5掌指关节尺侧赤白肉际凹陷中。

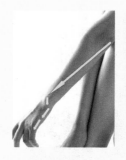

小海→后溪

c. 刮拭手少阴心经：少海穴→阴郄穴→神门穴，直线轻刮 10～20 次（作用：滋阴潜阳、止汗除盗）。

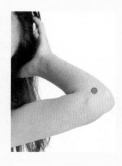

少海：在肘前区，横平肘横纹，肱骨内上髁前缘。

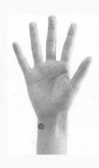

阴郄：在前臂前区，腕掌侧远端横纹上 0.5 寸，尺侧腕屈肌腱的桡侧缘。

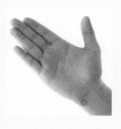

神门：在腕前区，腕掌侧远端横纹尺侧端，尺侧腕屈肌腱的桡侧缘。

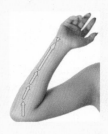

少海→阴郄→神门

（5）刮完配合留罐，效果会更好。

（6）用干纸巾擦干多余的油，让患者穿衣服、喝温水，并注意保暖。退痧后方可再次刮痧。

3. 注意事项

长期盗汗睡前刮拭效果佳。

暖身督脉与太阳，命门肾俞可温阳。

肩髃引经回骨部，曲池合谷祛邪热。

少海阴郄加神门，小海后溪定心神。

定心安神消盗汗，不慌不忙身体壮。

案例

　　某男，18岁，学生，有哮喘病史。夜间睡觉大汗多，每天醒来都要更换内衣。身体比较虚弱，已影响学习和生活，其母非常担心。对其进行刮痧，温通背部三阳，并配合艾灸及隔姜重灸。通过近1个月调理，盗汗基本消除。现该男子体质转好，食欲佳，体重增加到60 kg。

编者按：

春刮肝经助肺宣发与收敛。

小贴士：

多泡脚，每晚敲足心100次。

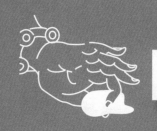

PART 2　夏季刮痧

　　夏季天气炎热、气候潮湿,人体易出现心烦、失眠、血压升高等症状。夏季是人体阳气最为旺盛的时节,夏季刮痧可减少阳气的损耗。高温和潮湿容易对人体脾胃功能造成损害,如果人们不注意保护阳气,在避暑、饮食时过分"贪凉",会造成脾胃功能运化失调,出现不爱进食、疲劳、腹泻等症状。夏季护阳,秋冬都受益。

一、高血压的康复刮痧

1. 高血压的病因和表现

　　高血压是指在静息状态下动脉收缩压和/或舒张压增高（≥ 140/90 mmHg），常伴有脂肪和糖代谢紊乱，以及心、脑、肾和视网膜等器官功能性或器质性改变。1998 年，卫生部为提高广大群众对高血压危害的认识，动员全社会都来参与高血压预防和控制工作，普及高血压防治知识，决定将每年的 10 月 8 日定为"全国高血压日"。

　　高血压的常见症状为头痛、头晕、眼花、心悸、健忘、失眠、烦躁等。患者还可因血压的急剧升高，出现剧烈头痛、视力模糊、心率加快、面色苍白或潮红等，甚至还可导致脑部血液循环障碍，出现呕吐、颈项强直、呼吸困难、意识模糊、昏迷等症。

2. 刮痧程序

　　（1）给刮痧板消毒，热毛巾清洁所刮拭的皮肤，涂油熨热。

　　（2）刮拭头部（取坐位）

　　 a. 以百会穴为中心，按下图中方法，呈放射线刮拭全头 5 分钟（作用：疏通诸阳之热，降压醒神）。先刮拭左半头，再刮拭右半头。

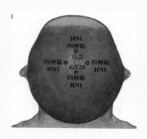

百会：在头部，前发际正中直上5寸。

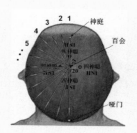

放射法刮拭左半头

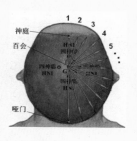

放射法刮拭右半头

b. 刮拭侧头部：太阳穴附近穴→风池穴，先左后右，弧线轻刮10～30次（作用：舒肝利胆、清消肝阳）。

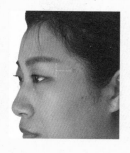

太阳：在头部，眉梢与目外眦之间，向后约一横指的凹陷中。

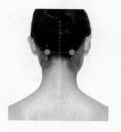

风池：在颈后区，枕骨之下，胸锁乳突肌上端与斜方肌上端之间的凹陷中。

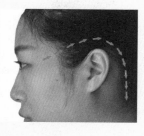

太阳→风池

c. 刮拭前头：从百会穴向前刮拭至发际线，再分别向两侧平行刮拭。用弧线轻刮法，每条线各刮拭10～20次（作用：梳理阳经之脉、清泄阳邪热、开窍）。

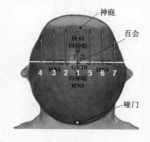

刮拭前头

d. 刮拭后头：从百会穴向后刮拭至发际线，再分别向两侧平行刮拭。用弧线轻刮法，每条线各刮拭 10～20 次（作用：梳理阳经之脉、安神镇惊）。

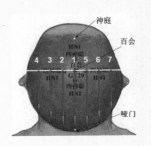

刮拭后头

（3）刮拭颈部

a. 刮拭督脉：风府穴→大椎穴，直线轻刮 10～20 次。再按揉风府穴 1 分钟（作用：舒透阳脉之气血、调理诸阳之会、降压）。

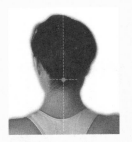

风府：在颈后区，枕外隆凸直下，两侧斜方肌之间凹陷中。

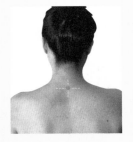

大椎：在脊柱区，第 7 颈椎棘突下凹陷中，后正中线上。

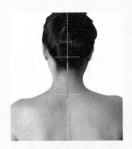

风府→大椎

b. 刮拭足少阳胆经：风池穴→肩井穴，先左后右，弧线轻刮 10～20 次。再按揉肩井穴 1 分钟（作用：疏肝利胆、豁痰开窍、降压）。

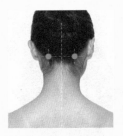

风池：在颈后区，枕骨之下，胸锁乳突肌上端与斜方肌上端之间的凹陷中。

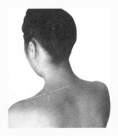

肩井：在肩胛区，第 7 颈椎棘突与肩峰最外侧点连线的中点。

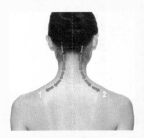

风池→肩井

（4）刮拭背部

🐾 a. 刮拭督脉：大椎穴→长强穴，直线轻刮法 10 ～ 20 次（作用：疏风散寒、凉血定神）。

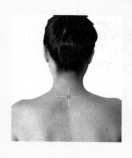

大椎：在脊柱区，第 7 颈椎棘突下凹陷中，后正中线上。

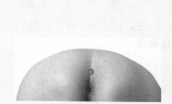

长强：在会阴区，尾骨下方，尾骨端与肛门连线的中点处。

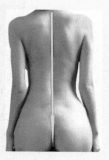

大椎→长强

🐾 b. 刮拭足太阳膀胱经：心俞穴→肝俞穴→胆俞穴→肾俞穴，直线重刮法 10 ～ 20 次。

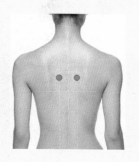

心俞：在脊柱区，第 5 胸椎棘突下，后正中线旁开 1.5 寸。

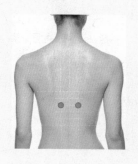

肝俞：在脊柱区，第 9 胸椎棘突下，后正中线旁开 1.5 寸。

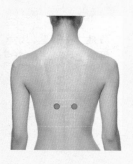

胆俞：在脊柱区，第 10 胸椎棘突下，后正中线旁开 1.5 寸。

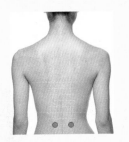 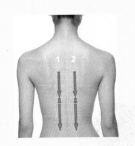

肾俞：在脊柱区，第 2 腰椎棘　　　　心俞→肝俞→胆俞→肾俞
突下，后正中线旁开 1.5 寸。

（5）刮拭上肢（先左后右）

　a. 刮拭手阳明大肠经：曲池穴→合谷穴，直线轻刮 10 ～ 20 次
（作用：清泻阳明，开窍醒神）。

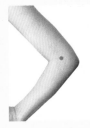 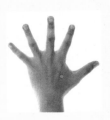 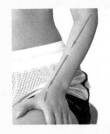

曲池：在肘区，尺泽与肱　　合谷：在手背，第　　　　曲池→合谷
骨外上髁连线的中点处。　　2 掌骨桡侧的中点。

　b. 刮拭手厥阴心包经：曲泽穴→内关穴，直线轻刮 10 ～ 20 次
（作用：祛瘀活血、降逆安神）。

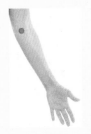 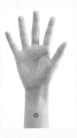

曲泽：在肘前区，肘横纹上，肱　　内关：在前臂前区，腕掌侧远端横纹上　　曲泽→内关
二头肌腱的尺侧缘凹陷中。　　　　2 寸，掌长肌腱与桡侧腕屈肌腱之间。

（6）刮拭下肢足阳明胃经：足三里穴→解溪穴，直线轻刮 10 ～ 20 次（作用：调和脾胃、助生化养血之源）。

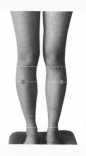
足三里：在小腿外侧，犊鼻下 3 寸，犊鼻与解溪连线上。

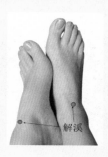
解溪：在踝区，踝关节前面中央凹陷中，踇长伸肌腱与趾长伸肌腱之间。

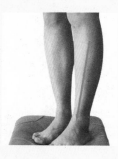
足三里→解溪

（7）用干纸巾擦去多余的油，让患者穿衣服、喝温水，并注意保暖。退痧后方可再次刮痧。

3. 注意事项

血压过高时，出血性疾病患者，有严重心脑血管疾病患者禁刮痧。

全头侧头前后头，疏通诸阳不用愁。

颈部三阳降血压，舒肝利胆可真牛。

刮拭背部太阳脉，肝俞胆俞必须有。

曲池内关加合谷，足下三里定压优。

案 例

某男，58岁，南京六合区大厂人。有多年高血压史，长期服药，仍伴有头昏、视物模糊等症状。学习刮痧后，每天坚持梳头300次，点压四关穴（双合谷、双太冲），扣打肩井等方法调理。1年后，血压平稳，头清目明，面色正常。

编者按：
夏季刮拭心包经可调畅气血，使血压平稳。

小贴士：
1. 每天保证充足睡眠，最好不少于7小时。
2. 早晨醒后，躺在床上等3分钟再起床。

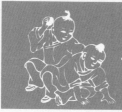

二、低血压的康复刮痧

1. 低血压的病因和表现

　　一般认为成年人上肢动脉血压低于 90/60 mmHg，即为低血压。病情轻微症状可有：头晕、头痛、食欲不振、疲劳、脸色苍白、消化不良等；严重症状包括：直立性眩晕、四肢发冷、心悸、呼吸困难、共济失调、发音含糊、甚至昏厥，需长期卧床。据国外专家研究低血压可能导致脑梗死和心肌梗死

2. 刮痧程序

　　（1）给刮痧板消毒，热毛巾清洁所刮拭的皮肤，涂油熨热。

　　（2）刮拭头部（取坐位）

　　a. 刮拭侧头部：太阳穴附近穴→风池穴，先左后右，弧线轻刮 10 ～ 30 次（作用：舒肝利胆）。

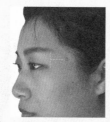

太阳：在头部，眉梢与目外眦之间，向后约一横指的凹陷中。

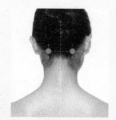

风池：在颈后区，枕骨之下，胸锁乳突肌上端与斜方肌上端之间的凹陷中。

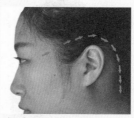

太阳→风池

b. 刮拭前头：从百会穴向前刮拭至发际线，再分别向两侧平行刮拭。用弧线轻刮法，每条线各刮拭 10 ～ 20 次（作用：梳理阳经之脉、开窍醒神）。

c. 刮拭后头：从百会穴向后刮拭至发际线，再分别向两侧平行刮拭。用弧线轻刮法，每条线各刮拭 10 ～ 20 次（作用：梳理阳经之脉、活血通络）。

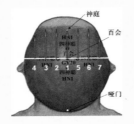 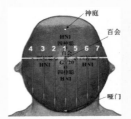

刮拭前头　　　　　刮拭后头

d. 按揉百会穴 1 ～ 2 分钟（作用：疏经通络、活血解痉、宁心醒神、行气）。

（3）刮拭背部

a. 刮拭督脉：大椎穴→长强穴，直线轻刮法 10 ～ 20 次（作用：温通阳脉、健脑生髓）。

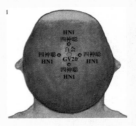

百会：在头部，前发际正中直上 5 寸。

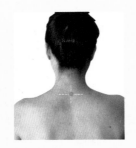 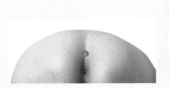 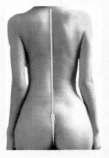

大椎：在脊柱区，第 7 颈椎棘突下凹陷中，后正中线上。

长强：在会阴区，尾骨下方，尾骨端与肛门连线的中点处。

大椎→长强

b. 刮拭内侧足太阳膀胱经：大杼穴→肾俞穴，先左后右，直线轻刮 10 ～ 20 次。

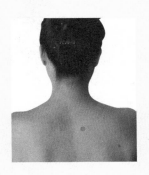

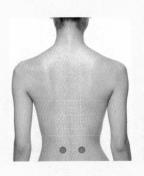

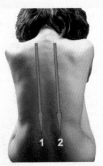

大杼：在脊柱区，第 1 胸椎棘突下，后正中线旁开 1.5 寸。

肾俞：在脊柱区，第 2 腰椎棘突下，后正中线旁开 1.5 寸。

大杼→肾俞

c. 按揉脾俞穴、胃俞穴、肾俞穴，各 1 分钟（作用：温通阳脉、开阳潜质、益肾补气、健脾和胃、调补气血）。

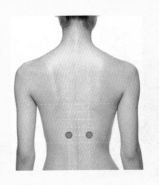

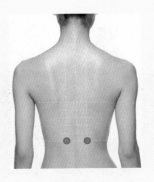

脾俞：在脊柱区，第 11 胸椎棘突下，后正中线旁开 1.5 寸。

胃俞：在脊柱区，第 12 胸椎棘突下，后正中线旁开 1.5 寸。

d. 刮拭外侧足太阳膀胱经：附分穴→志室穴，先左后右，直线重刮 10 ～ 20 次（作用：通阳开腠、增强生化之源、调达气机、平衡阴阳）。

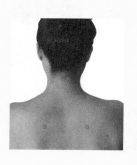 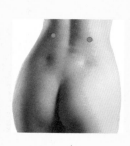 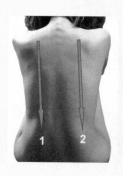

附分：在脊柱区，第 2 胸椎棘突下，后正中线旁开 3 寸。

志室：在腰区，第 2 腰椎棘突下，后正中线旁开 3 寸。

附分→志室

（4）刮拭胸部任脉（取仰卧位）：膻中穴→中脘穴，直线轻刮 10 ～ 20 次（作用：滋阴生津、益气活血）。

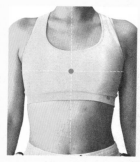 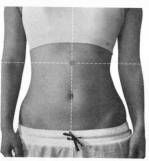 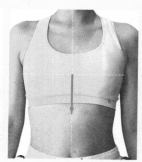

膻中：在胸部，横平第 4 肋间隙，前正中线上。

中脘：在上腹部，脐中上 4 寸，前正中线上。

膻中→中脘

（5）刮拭上肢的手厥阴心包经：曲泽穴→郄门穴→内关穴，直线轻刮 10 ～ 20 次（作用：守心安神、行气通络）。

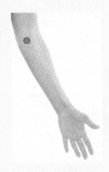
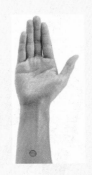
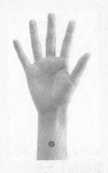
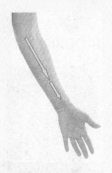

曲泽：在肘前区，肘横纹上，肱二头肌腱的尺侧缘凹陷中。

郄门：在前臂前区，腕掌侧远端横纹上5寸，掌长肌腱与桡侧腕屈肌腱之间。

内关：在前臂前区，腕掌侧远端横纹上2寸，掌长肌腱与桡侧腕屈肌腱之间。

曲泽→郄门→内关

（6）刮拭下肢（先左后右）

🖋 a. 刮拭足阳明胃经：梁丘穴→足三里穴→丰隆穴，直线轻刮10～20次（作用：健脾益气、和胃、调和气血）。

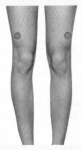

梁丘：在股前区，髌底上2寸，股外侧肌与股直肌肌腱之间。

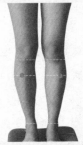

足三里：在小腿外侧，犊鼻下3寸，犊鼻与解溪连线上。

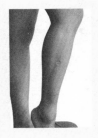

丰隆：在小腿外侧，外踝尖上8寸，胫骨前肌的外缘。

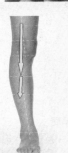

梁丘→足三里→丰隆

b. 刮拭足少阳胆经：风市穴→阳陵泉穴→悬钟穴，直线轻刮 10 ～ 20 次（作用：泻胆之蕴热下浊、明目醒神）。

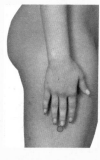

风市：直立垂手，掌心贴于大腿时，中指尖所指凹陷中，髂胫束后缘。

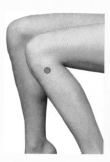

阳陵泉：在小腿外侧，腓骨头前下方凹陷中。

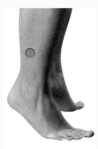

悬钟：在小腿外侧，外踝尖上 3 寸，腓骨前缘。

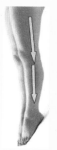

风市→阳陵泉→悬钟

c. 刮拭足太阴脾经：血海穴→三阴交穴，直线轻刮 10 ～ 20 次（作用：助生化之源、养血补气）。

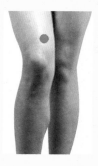

血海：在股前区，髌底内侧端上 2 寸，股内侧肌隆起处。

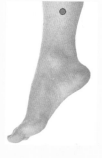

三阴交：在小腿内侧，内踝尖上 3 寸，胫骨内侧缘后际。

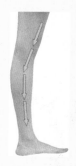

血海→三阴交

（7）用干纸巾擦去多余的油，让患者穿衣服、喝温水，并注意保暖。退痧后方可再次刮痧。

3. 注意事项

血压过低时；饥饿时；过度疲劳时；有严重心脑血管疾病患者禁刮痧。

> 轻梳全头按百会，温通阳脉健脑髓。
> 背俞诸穴把气注，调达气机平阴阳。
> 膻中中脘中气壮，郄门内关守心神。
> 三里丰隆和气血，助您平安过百岁。

案例

某女，50岁，南京鼓楼区人。年轻时就有低血压病史，并伴有贫血、头晕、偏头痛、失眠等症状。白细胞低，免疫力低下。在刮痧班学习期间，每天坚持刮拭头部并按揉足三里。通过两个月的调理，食欲增加，睡眠改善，头脑清醒，不再头痛，体检各项指标合格。

编者按：
夏刮心经升心阳、保血压。

小贴士：
经常梳头有益于血压平稳。

三、高血脂的康复刮痧

1. 高血脂的病因和表现

高脂血症是指人体血液中脂度（胆固醇、甘油三酯）或两者的水平过高所致。高脂血症最可怕的地方是在未检查前，多数毫无症状，往往已因为高脂血症引发血管硬化，或产生高血压等疾病之后才发现，是造成心脏疾病致死极重要的原因。

如何判断是否高血脂？

（1）常出现头昏脑涨或与人讲话间隙容易睡着。早晨起床后感觉头脑不清醒，早餐后可改善，午后极易犯困，但夜晚很清醒。

（2）睑黄疣是中老年妇女血脂增高的信号，主要表现在眼睑上出现淡黄色的小皮疹，刚开始时为米粒大小，略高出皮肤，严重时布满整个眼睑。

（3）腿肚经常抽筋，并常感到刺痛，这是胆固醇积聚在腿部肌肉中的表现。

（4）短时间内在面部、手部出现较多黑斑（斑块较老年斑略大，颜色较深）。记忆力及反应力明显减退。

（5）看东西一阵阵模糊，这是血液变黏稠，流速减慢，使视神经或视网膜暂时性缺血缺氧所致。

（1）患者取俯卧位,给刮痧板消毒。用热毛巾清洁所刮拭的皮肤,涂油熨热。

（2）刮拭背部

🔹 a. 刮拭督脉:大椎穴→脊中穴,直线轻刮 10 ～ 20 次。

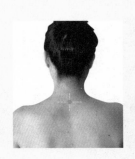 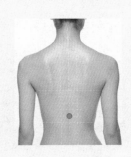 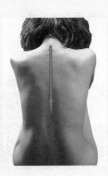

大椎:在脊柱区,第 7 颈椎棘　脊中:在脊柱区,第 11 胸椎　大椎→脊中
突下凹陷中,后正中线上。　　棘突下凹陷中,后正中线上。

🔹 b. 按顺时针方向按揉大椎穴,8 ～ 10 次(作用:益气升阳、排毒化瘀)。瘦弱者用力要轻,以不感觉疼痛为佳。

🔹 c. 刮拭足太阳膀胱经:心俞穴→膈俞穴→肝俞穴→脾俞穴→肾俞穴,先左后右,直线轻刮 10 ～ 20 次。

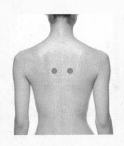

心俞:在脊柱区,第 5 胸椎棘突下,后正中线旁开 1.5 寸。

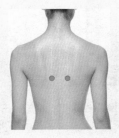

膈俞:在脊柱区,第 7 胸椎棘突下,后正中线旁开 1.5 寸。

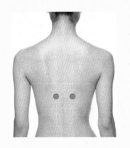

肝俞：在脊柱区，第
9 胸椎棘突下，后正
中线旁开 1.5 寸。

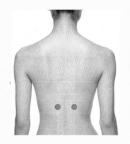

脾俞：在脊柱区，第
11 胸椎棘突下，后正
中线旁开 1.5 寸。

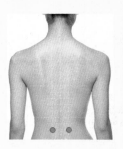

肾俞：在脊柱区，第
2 腰椎棘突下，后正
中线旁开 1.5 寸。

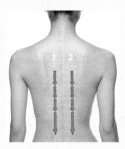

心俞→膈俞→
肝俞→脾俞→
肾俞

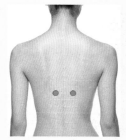

胆俞：在脊柱区，
第 10 胸椎棘突
下，后正中线旁开
1.5 寸。

d. 按揉膈俞穴、肝俞穴、胆俞穴、脾俞穴，各 1 分钟（作用：调畅气血、活血化瘀、疏肝利胆、化脂）。

（3）刮拭胸部任脉：膻中穴→中庭穴，直线轻刮 10～20 次（作用：宽胸、理气、和胃）。

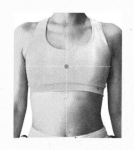

膻中：在胸部，横平第
4 肋间隙，前正中线上。

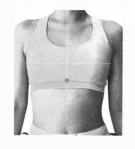

中庭：在胸部，前正中线
上，胸剑联合的终点。

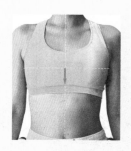

膻中→中庭

（4）刮拭腹部

🔸 a. 刮拭足阳明胃经：不容穴→归来穴，直线轻刮 10 ～ 20 次。

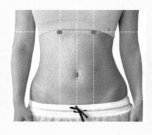
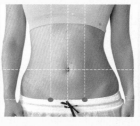
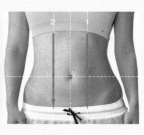

不容：在上腹部，脐上 6 寸，前正中线旁开 2 寸。

归来：在下腹部，脐中下 4 寸，前正中线旁开 2 寸。

不容→归来

🔸 b. 按揉章门穴 1 分钟（作用：宽胸、理气、和胃）。

（5）刮拭上肢（先左后右）

🔸 a. 刮拭手厥阴心包经：曲泽穴→内关穴，直线轻刮 10 ～ 20 次（作用：清心养血、安神、顺气健脾、调达生化之阴）。

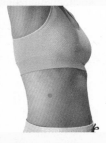

章门：在侧腹部，在第 11 肋游离端的下际。

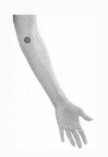
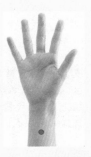
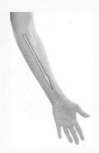

曲泽：在肘前区，肘横纹上，肱二头肌腱的尺侧缘凹陷中。

内关：在前臂前区，腕掌侧远端横纹上 2 寸，掌长肌腱与桡侧腕屈肌腱之间。

曲泽→内关

b. 刮拭手阳明大肠经：曲池穴→合谷穴，直线轻刮 10 ～ 20 次（作用：清阳明之热、通窍）。

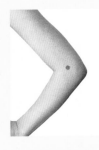

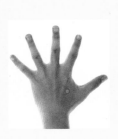

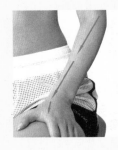

曲池：在肘区，尺泽与肱骨外上髁连线的中点处。

合谷：在手背，第2掌骨桡侧的中点。

曲池→合谷

c. 刮拭手少阳三焦经：天井穴→支沟穴，直线轻刮 10 ～ 20 次（作用：疏风通络、化湿排浊、消脂）。

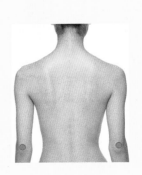

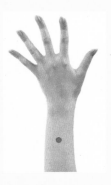

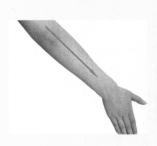

天井：在肘后区，肘尖上1寸凹陷中。注：屈肘90°时，鹰嘴窝中。

支沟：在前臂后区，腕背侧远端横纹上3寸，尺骨与桡骨间隙中点。

天井→支沟

（6）刮拭下肢（先左后右）

a. 刮拭足太阴脾经：血海穴→三阴交穴，直线轻刮 10 ～ 20 次（作用：健脾助运化、消脂）。

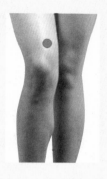 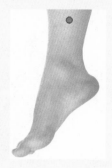 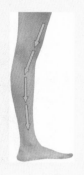

血海：在股前区，髌底内侧端上2寸，股内侧肌隆起处。

三阴交：在小腿内侧，内踝尖上3寸，胫骨内侧缘后际。

血海→三阴交

🦅 b. 刮拭足阳明胃经：足三里→丰隆穴，直线重刮10～20次（健脾益气、化痰消脂）。

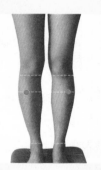 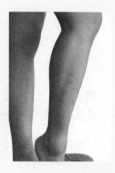 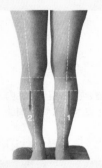

足三里：在小腿外侧，犊鼻下3寸，犊鼻与解溪连线上。

丰隆：在小腿外侧，外踝尖上8寸，胫骨前肌的外缘。

足三里→丰隆

🦅 c. 刮拭足少阳胆经：风市穴→阳陵泉穴，直线轻刮10～20次（作用：疏泄肝胆之热）。

🦅 d. 刮拭足少阴肾经：复溜穴→太溪穴，直线轻刮10～20次（作用：益肾化湿）。

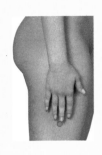

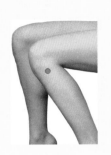

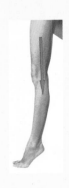

风市：直立垂手，掌心贴于大腿时，中指尖所指凹陷中，髂胫束后缘。

阳陵泉：在小腿外侧，腓骨头前下方凹陷中。

风市→阳陵泉

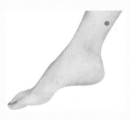

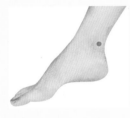

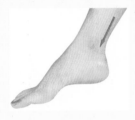

复溜：在小腿内侧，内踝尖上2寸，跟腱的前缘。

太溪：在踝区，内踝尖与跟腱之间的凹陷中。

复溜→太溪

（7）用干纸巾擦去多余的油，让患者穿衣服、喝温水，并注意保暖。退痧后方可再次刮痧。

▶ 3. 注意事项

脑出血、脑梗死三个月内、有出血性疾病（如消化道出血、血小板减少性紫癜等血液系统疾病）、有严重心脑血管疾病患者禁止刮痧。

督脉膀胱背三阳,益气升阳化瘀毒。

几大俞穴气血旺,疏肝利胆把脂降。

理气宽胸用膻中,不容归来降下浊。

曲泽内关养心神,曲池合谷清阳明。

天井支沟通脉络,血海三阴助运化。

三里丰隆作用强,化痰消脂效果良。

风市阳陵疏肝胆,章门这个也在行。

复溜太溪滋肾阴,化湿消脂真是棒。

案例

某女,53岁,南京鼓楼区人。体检报告有高血脂、高血压,并伴有头昏、头痛、失眠、便秘等症。通过学习刮痧,了解刮痧减肥之效后,每天坚持刮痧,同时配合行走锻炼,喝山桂茶。半年后,血样检查血脂达标,且不再头昏、头痛。

编者按:
夏季刮痧调畅气血、调经滑脂、壮肾气。

小贴士:

1. 控制脂肪,尤其是饱和脂肪酸的摄入,如肥肉、猪油、奶油。

2. 减少食物中胆固醇的摄入量,如动物内脏。

3. 增加不饱和脂肪酸的摄入,如玉米油、芝麻油、豆油、深海鱼油等。

4. 适量饮茶。

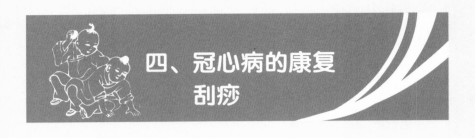

四、冠心病的康复刮痧

冠状动脉性心脏病简称冠心病。由于脂质代谢不正常,血液中的脂质沉着在原本光滑的动脉内膜上,在动脉内膜一些类似粥样的脂类物质堆积而成白色斑块,称为动脉粥样硬化病变。这些斑块渐渐增多造成动脉腔狭窄,使血流受阻,导致心脏缺血,产生心绞痛、心肌梗死等。

现认为本病发生的危险因素有:年龄和性别(45 岁以上的男性,55 岁以上或者绝经后的女性),家族史(父兄在 55 岁以前,母亲/姐妹在 65 岁前死于心脏病),血脂异常(低密度脂蛋白胆固醇 LDL-C 过高,高密度脂蛋白胆固醇 HDL-C 过低),高血压,糖尿病,吸烟,超重,肥胖,痛风,缺乏运动等。

2. 刮痧程序

(1)患者取仰卧位或坐位。

(2)给刮痧板消毒,用热毛巾清洁所刮拭的皮肤,涂油熨热。

(3)刮拭胸部任脉(取仰卧位):天突穴→膻中穴→巨阙穴,直线轻刮 10 ~ 20 次(作用:宽胸理气、调达心阳)。

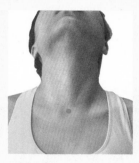
天突：在颈前区，胸骨上窝中央，前正中线上。

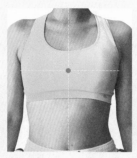
膻中：在胸部，横平第4肋间隙，前正中线上。

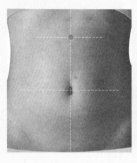
巨阙：在上腹部，脐中上6寸，前正中线上。

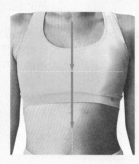
天突→膻中→巨阙

（4）刮拭背部

🔖 a. 刮拭督脉：大椎穴→筋缩穴，直线轻刮 10 ～ 20 次（作用：温阳益气、调畅气血）。

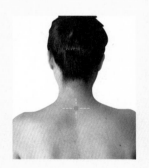
大椎：在脊柱区，第7颈椎棘突下凹陷中，后正中线上。

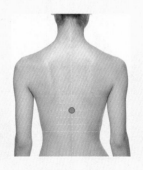
筋缩：在脊柱区，第9胸椎棘突下凹陷中，后正中线上。

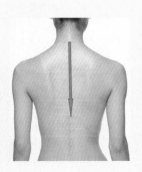
大椎→筋缩

b. 刮拭足太阳膀胱经：肺俞穴→心俞穴，直线轻刮 10 ～ 20 次。

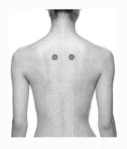

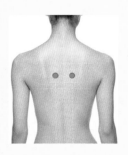

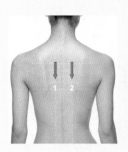

肺俞：在脊柱区，第 3 胸椎棘突下，后正中线旁开 1.5 寸。

心俞：在脊柱区，第 5 胸椎棘突下，后正中线旁开 1.5 寸。

肺俞→心俞

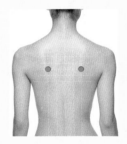

神堂：在脊柱区，第 5 胸椎棘突下，后正中线旁开 3 寸。

c. 按揉神堂穴 1 分钟（作用：活血化瘀、益气安神）。

（5）刮拭前臂（先左后右）

a. 刮拭手厥阴心包经：曲泽穴→郄门穴→内关穴→大陵穴，直线轻刮 10 ～ 20 次（作用：鼓动心阳、清心安神、治本经本脏之疾）。

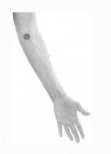

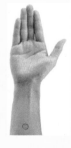

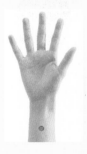

曲泽：在肘前区，肘横纹上，肱二头肌腱的尺侧缘凹陷中。

郄门：在前臂前区，腕掌侧远端横纹上 5 寸，掌长肌腱与桡侧腕屈肌腱之间。

内关：在前臂前区，腕掌侧远端横纹上 2 寸，掌长肌腱与桡侧腕屈肌腱之间。

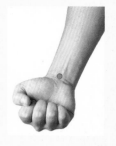

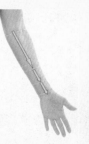

大陵：在腕前区，腕掌侧远端横纹中，掌长肌腱与桡侧腕屈肌腱之间。

曲泽→郄门→内关→大陵

🐾 b. 刮起拭手少阴心经：少海穴→神门穴，直线轻刮 10 ～ 20 次（作用：镇惊安神、解痉）。

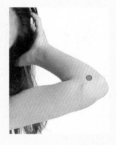

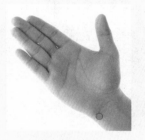

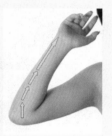

少海：在肘前区，横平肘横纹，肱骨内上髁前缘。

神门：在腕前区，腕掌侧远端横纹尺侧端，尺侧腕屈肌腱的桡侧缘。

少海→神门

🐾 c. 刮拭手太阴肺经：尺泽穴→太渊穴，直线轻刮 10 ～ 20 次（作用：行气、活血、通脉）。

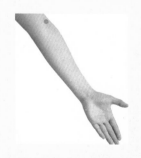

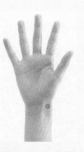

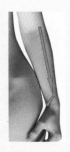

尺泽：在肘区，肘横纹上，肱二头肌腱桡侧缘凹陷中。

太渊：在腕前区，桡骨茎突与舟状骨之间，拇长展肌腱尺侧凹陷中。

尺泽→太渊

（6）刮拭下肢的足少阴肾经：太溪穴→复溜穴，直线轻刮 10 ～ 20 次（作用：益肾补气、以助心阳之力）。

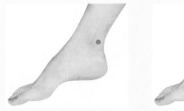
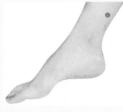
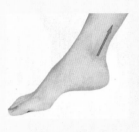

太溪：在踝区，内踝尖与跟腱之间的凹陷中。

复溜：在小腿内侧，内踝尖上 2 寸，跟腱的前缘。

太溪→复溜

（7）用干纸巾擦去多余的油，让患者穿衣服、喝温水，并注意保暖。退痧后方可再次刮痧。

3. 注意事项

身体虚弱者不宜刮痧。冠心病患者发病期间应接受正规治疗，刮痧可作为辅助保健疗法。

冠心病可要人命，可您也别太慌张。

平日养生最重要，刮痧调理回健康。

天突膻中加巨阙，宽胸理气调心阳。

肺俞心俞厥阴俞，外侧太阳有神堂。

曲泽郗门内大陵，鼓动心气又安神。

少海神门可镇惊，尺泽太渊活血脉。

太溪复溜补益肾，以阴求阳效果良。

恬淡虚无心态好，遇事不可太争强。

案例

　　某男，57岁，南京秦淮区人。有高血压、高血脂、冠心病史，经常胸闷、呼吸困难。在刮痧学习期间，对他进行背部刮痧。在肩胛骨内侧中刮出大量瘀痧。上肢内侧前臂，特别是天泉穴到郄门穴之间的区域内有黑色痧斑。刮痧后该男子感到身体特别轻松，精神倍增。通过近两年的坚持，已无胸闷、呼吸困难等不适症状。

编者按：
夏季刮拭心包经祛心血管瘀滞、提神壮阳。

小贴士：
适当的户外运动有益身心健康。

五、中暑的康复刮痧

1. 中暑的病因和表现

中暑是在暑热天气、湿度大以及无风的环境条件下,主要表现为以体温调节中枢功能障碍、汗腺功能衰竭和水、电解质丧失过多为特征的疾病。根据临床表现的轻重,中暑可分为先兆中暑、轻症中暑和重症中暑,而它们之间的关系是渐进的。

先兆中暑症状:高温环境下,患者出现头痛、头晕、口渴、多汗、四肢无力发酸、注意力不集中、动作不协调、体温正常或略有升高。 如及时转移到阴凉通风处,补充水和盐分,短时间内即可恢复。

轻症中暑症状:体温往往在38℃以上。除头晕、口渴外患者往往有面色潮红、大量出汗、皮肤灼热等表现,或出现四肢湿冷、面色苍白、血压下降、脉搏增快等表现。如及时处理,往往可于数小时内恢复。

重症中暑症状:中暑中情况最严重的一种,如不及时救治将会危及生命。

注意:重症中暑请及时就医。

2. 刮痧程序

(1)患者取卧位或者坐位,给刮痧板消毒。用热毛巾清洁所刮拭的皮肤,涂油熨热。

（2）刮拭头部

🔖 a. 刮拭督脉:神庭穴→风府穴,力度轻且用力均匀,弧线刮拭 10 ～ 30 次。

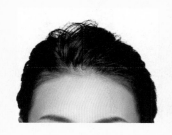
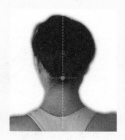
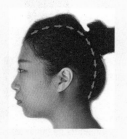

神庭:在头部,前发际正中直上 0.5 寸。

风府:在颈后区,枕外隆凸直下,两侧斜方肌之间凹陷中。

神庭→风府

🔖 b. 分别梳理头部正中线两侧。方向从前额至后头枕部,每一条线都应力度轻且用力均匀刮拭 10 ～ 30 次。

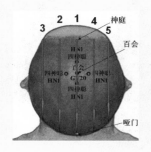
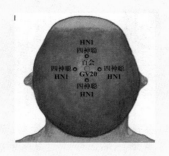

梳头法刮拭全头

百会:在头部,前发际正中直上 5 寸。取穴:折耳,两耳尖向上连线的中点。

🔖 c. 按揉百会穴 1 ～ 2 分钟,以局部有热感为宜(作用:升阳固脱,疏风散热,开窍醒神)。

（3）刮拭背部

🔖 a. 刮拭督脉：大椎穴→长强穴，直线轻刮法 10 ～ 20 次（作用：泄太阳之热、降暑）。

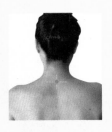

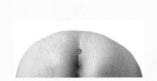

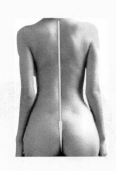

大椎：在脊柱区，第 7 颈椎棘突下凹陷中，后正中线上。

长强：在会阴区，尾骨下方，尾骨端与肛门连线的中点处。

大椎→长强

🔖 b. 刮拭足太阳膀胱经：风门穴→肾俞穴，先左后右，直线轻刮 10 ～ 20 次（作用：清泄暑湿之热、安神定心）。

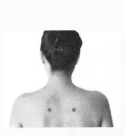

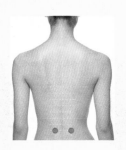

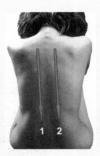

风门：在脊柱区，第 2 胸椎棘突下，后正中线旁开 1.5 寸。

肾俞：在脊柱区，第 2 腰椎棘突下，后正中线旁开 1.5 寸。

风门→肾俞

（4）刮拭腹部任脉：中脘穴→关元穴，直线轻刮 10 ～ 20 次（作用：扶阳益气、回阳固脱）。

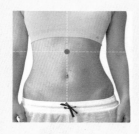 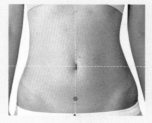 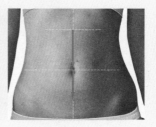

中脘：在上腹部，剑胸结合与脐中连线的中点处。

关元：在下腹部，脐中下3寸，前正中线上。

中脘→关元

（5）刮拭上肢（先左后右）

🔖 a. 刮拭手厥阴心包经：曲泽穴→内关穴，直线轻刮 10 ～ 20 次（作用：通络和胃、降逆、顺气解闷）。

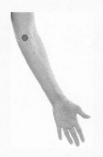 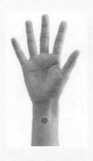 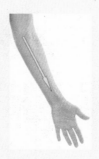

曲泽：在肘前区，肘横纹上，肱二头肌腱的尺侧缘凹陷中。

内关：在前臂前区，腕掌侧远端横纹上2寸，掌长肌腱与桡侧腕屈肌腱之间。

曲泽→内关

🔖 b. 刮拭手阳明大肠经：曲池穴→合谷穴，直线轻刮 10 ～ 20 次（作用：疏通阳明、清热降暑、开窍醒神）。

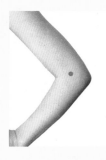 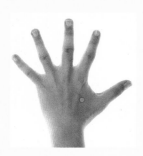 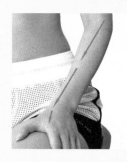

曲池：在肘区，尺泽与肱骨外上髁连线的中点处。

合谷：在手背，第2掌骨桡侧的中点。

曲池→合谷

（6）用干纸巾擦去多余的油，让患者及时穿衣、多喝温水，并注意保暖。退痧后方可再次刮痧。

3. 注意事项

（1）刮拭后饮用温水，并休息。

（2）如果刮痧后症状没有明显改善需要及时就医。

刮遍全头散风热，百会风池通官窍。

背部三阳清湿热，安神定心真是妙。

中脘关元可固本，曲泽内关解闷气。

曲池合谷疏阳明，开窍醒神暑祛了。

某女，37 岁，南京六合区大厂人。2013 年夏季的一个下午来上刮痧课时，因天气异常炎热，出现头晕、多汗、心悸等中暑症状。对其刮拭头部、背部、腹部及上肢后，症状逐渐消除。

编者按：
夏天刮痧可调经脉、泄暑热。

小贴士：
此方法仅适用于先兆中暑。

六、神经性皮炎的康复刮痧

1. 神经性皮炎的病因和表现

神经性皮炎与中医的"牛皮癣"、"摄领疮"等类似。多因风湿蕴肤，经气不畅所致。好发于颈部、四肢、腰骶，以对称性皮肤粗糙肥厚、剧烈瘙痒为主要表现的皮肤性疾病。目前认为是本病的主要诱因有情绪波动、精神过度紧张、焦虑不安、生活环境突然变化等。

胃肠道功能障碍、内分泌系统功能异常、体内慢性病灶感染等，也可能成为致病因素。衣领过硬而引起的摩擦，化学物质刺激、昆虫叮咬、阳光照射、搔抓等，均可诱发本病的发生。

> 注意：此法对过敏性皮疹效果佳。

2. 刮痧程序

（1）患者取卧位或坐位。

（2）给刮痧板消毒，用热毛巾清洁所刮拭的皮肤，涂油熨热。

（3）刮拭颈部

a. 刮拭督脉：风府穴→大椎穴，直线轻刮 10 ～ 20 次（作用：散风息风、开窍醒神）。

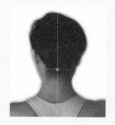

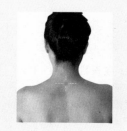

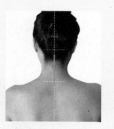

风府：在颈后区，枕外隆凸直下，两侧斜方肌之间凹陷中。

大椎：在脊柱区，第7颈椎棘突下凹陷中，后正中线上。

风府→大椎

（4）刮拭背部

🔖 a. 刮拭督脉：大椎穴→长强穴，直线轻刮法 10～20 次（作用：疏风散热、祛风凉血、解表止痒）。

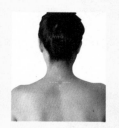

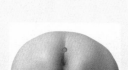

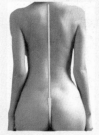

大椎：在脊柱区，第7颈椎棘突下凹陷中，后正中线上。

长强：在会阴区，尾骨下方，尾骨端与肛门连线的中点处。

大椎→长强

🔖 b. 刮拭足太阳膀胱经：肺俞穴→膈俞穴→胆俞穴→脾俞穴→胆俞→大肠俞穴，直线轻刮法 10～20 次（作用：养血、活血、止痒）。

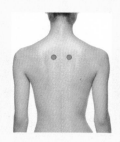

肺俞：在脊柱区，第3胸椎棘突下，后正中线旁开1.5寸。

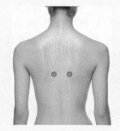

膈俞：在脊柱区，第7胸椎棘突下，后正中线旁开1.5寸。

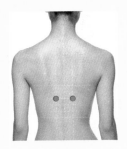

胆俞：在脊柱区，第10胸椎棘突下，后正中线旁开1.5寸。

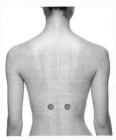

脾俞：在脊柱区，第11胸椎棘突下，后正中线旁开1.5寸。

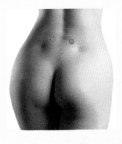

大肠俞：在脊柱区，第4腰椎棘突下，后正中线旁开1.5寸。

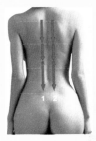

肺俞→膈俞→胆俞→脾俞→胆俞→大肠俞

c. 刮拭（华佗）夹脊穴，直线轻刮法 10 ～ 20 次（作用：调畅脏腑气血）。

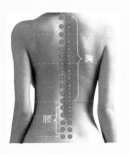

夹脊：在脊柱区，第1胸椎至第5腰椎棘突下两侧，后正中线旁开0.5寸，一侧17穴。

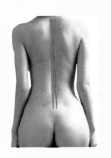

刮拭夹脊穴

（5）刮拭上肢的手阳明大肠经：曲池穴→合谷穴，先左后右，直线轻刮 10 ～ 20 次（作用：清热疏风、调和营血）。

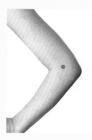

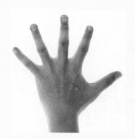

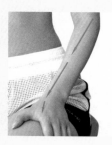

曲池：在肘区，尺泽与肱骨外上髁连线的中点处。

合谷：在手背，第2掌骨桡侧的中点。

曲池→合谷

（6）刮拭腹部足阳明胃经上的天枢穴，各1分钟（作用：和胃降逆、通便排毒）。

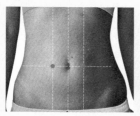

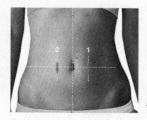

天枢：在腹部，横平脐中，前正中线旁开2寸。

刮拭天枢穴

（7）刮拭下肢（先左后右）

🔖 a. 刮拭足阳明胃经：足三里穴→解溪穴，直线轻刮10～20次（作用：健脾益气、营血、调和气血）。

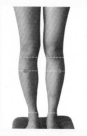

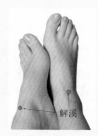

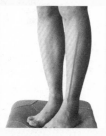

足三里：在小腿外侧，犊鼻下3寸，犊鼻与解溪连线上。

解溪：在踝区，踝关节前面中央凹陷中，跗长伸肌腱与趾长伸肌腱之间。

足三里→解溪

b. 刮拭足少阳胆经上的风市穴,弧线重刮 10 ～ 20 次(作用:祛风化湿,通经活络)。

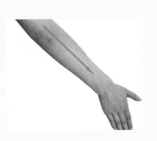 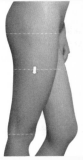

风市:在股部,直立垂手,掌心贴于大腿时,中指尖所指凹陷中,髂胫束后缘。

刮拭风市穴

c. 刮拭足太阴脾经:血海穴→三阴交穴,直线轻刮 10 ～ 20 次(作用:助脾运化营血、活血化湿、升津止痒)。

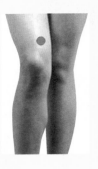 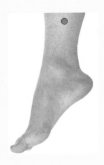 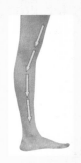

血海:在股前区,髌底内侧端上 2 寸,股内侧肌隆起处。

三阴交:在小腿内侧,内踝尖上 3 寸,胫骨内侧缘后际。

血海→三阴交

d. 刮拭血海穴,→百虫窝穴,直线轻刮 10 ～ 20 次。

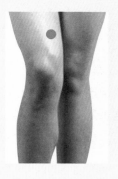
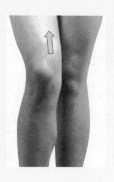

百虫窝：在股前区，　　　　　　血海→百虫窝
髌底内侧端上 3 寸。

（8）用干纸巾擦干多余的油、穿衣服、喝温水，注意保暖，退痧后方可刮痧。

3. 注意事项

神经性皮炎皮损处干燥、无炎症、渗液、溃烂者，可直接在皮损处刮拭。

> 神经皮炎真顽固，刮痧对其有良方。
> 督脉华佗夹脊穴，疏风散热解瘙痒。
> 膈胆脾大四俞穴，脏腑气血来调畅。
> 曲池合谷清阳明，天枢降逆可清肠。
> 三里解溪调气血，血海三阴化湿良。
> 风府风门加风市，凉血止痒三风强。
> 百虫窝能去百虫，活血止痒是强项。
> 辛辣海鲜酒少吃，饮食清淡不能忘。

某男,35岁,南京鼓楼区人。患有银屑病多年,夜间奇痒难忍。通过多次刮痧散热凉血,目前皮肤瘙痒的症状消失,皮肤银屑区域缩小。

编者按:
夏季刮痧可解经脉血毒、润肤。

小贴士:

1. 尽量避免食用鱼虾海鲜、牛羊肉、辛辣刺激性食品等,多吃水果和蔬菜,避免饮酒。

2. 剪短指甲,防止搔抓致破,继发感染。

3. 尽可能避免使用含激素成分的药膏,以免形成激素依赖性皮炎。

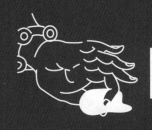

● **长夏养脾除湿**

"湿"是长夏的主气。长夏季节的湿邪,无论是外感引起,比如淋雨、涉水、环境潮湿等;还是内因引起,如脾虚造成水湿不能正常运化,停聚在体内,都能造成疾病隐患。如果体内水湿停聚时间过久,还会化热,形成湿热,会造成更多健康问题。——长夏养生的关键,就是除湿,脾脏的特点是喜欢干燥而厌恶水湿,因此,长夏刮痧除湿、润肤,就能起到养脾的作用。

● **长夏易患疾病**

这个季节人体的阳气都发散到体表,因此人体脏腑功能比较虚弱,尤其是脾胃功能虚弱,容易造成脾虚腹胀、食欲不振、腹泻、便秘、消化不良等问题。

湿热的天气同样会滋生体内的水湿(也就是中医说的痰湿)和湿热。

体内水湿停聚:会造成身体困重,疲倦乏力,胸部、腹部胀满,食欲不振等。

体内湿热:会造成皮肤油腻,面部有痤疮,大便黏腻不爽,妇女白带异常,阴部潮湿、瘙痒,妇科炎症等。

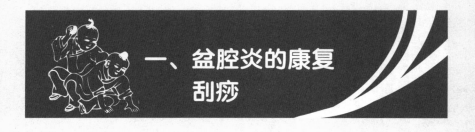

一、盆腔炎的康复刮痧

1. 盆腔炎的病因和表现

盆腔炎是指内生殖器官的炎症（包括子宫、输卵管及卵巢）、盆腔结缔组织炎及盆腔腹膜炎（受到细菌感染引起的炎症）。主要表现为高热、恶寒、头痛、下腹疼痛，阴道分泌物增多，脓样，有臭味，月经失调、尿频或排尿困难，腰腹部坠胀，便秘、恶心、呕吐等症。

2. 刮痧程序

（1）给刮痧板消毒，用热毛巾清洁所刮拭的皮肤，涂油熨热。

（2）刮拭背部（取俯卧位）

🔖 a. 刮拭（华佗）夹脊穴，直线轻刮法由上而下 10 ～ 20 次，或从上向下逐穴点压（作用：调畅脏腑气血）。

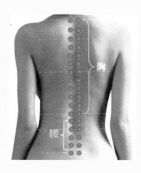

夹脊：在脊柱区，第 1 胸椎至第 5 腰椎棘突下两侧，后正中线旁开 0.5 寸，一侧 17 穴。

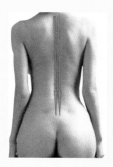

刮拭夹脊穴

b. 刮拭足太阳膀胱经：膈俞穴→脾俞穴→次髎穴，先左后右，直线重刮 10 ～ 20 次（作用：健脾益胃、治赤白带下、调经祛瘀）。

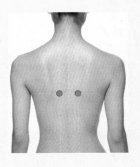

膈俞：在脊柱区，第 7 胸椎棘突下，后正中线旁开 1.5 寸。

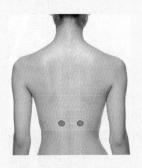

脾俞：在脊柱区，第 11 胸椎棘突下，后正中线旁开 1.5 寸。

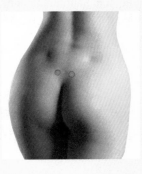

次髎：在骶区，正对第 2 骶后孔中。

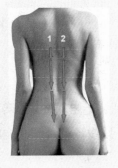

膈俞→脾俞→次髎

（3）刮拭腹部任脉：脐下→气海穴→关元穴→中极穴，直线轻刮 10 ～ 20 次（作用：调理任冲二脉、行气活血）。

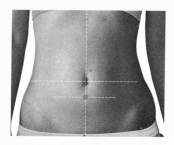

气海：在下腹部，脐中下 1.5寸，前正中线上。

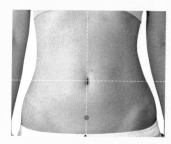

关元：在下腹部，脐中下 3寸，前正中线上。

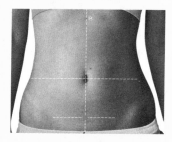

中极：在下腹部，脐中下 4寸，前正中线上。

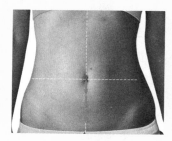

脐下→气海→关元→中极

（4）刮拭下肢（先左后右）

🐾 a. 刮拭足阳明胃经：髀关穴→足三里穴→丰隆穴，直线轻刮10 ～20次，再弧线轻刮趾间的内庭穴30次（作用：调畅气机、益气和胃、营血、降逆下浊）。

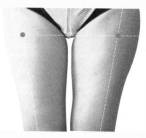

髀关：在股前区，约相当于髂前上棘、髋底外侧端连线与耻骨联合下缘水平线的交点处。

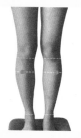

足三里：在小腿外侧，犊鼻下3寸，犊鼻与解溪连线上。

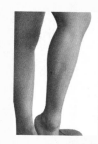

丰隆：在小腿外侧，外踝尖上8寸，胫骨前肌的外缘。

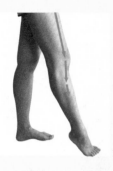

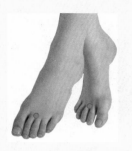

内庭：在足背，第 2、3 趾间，
趾蹼缘后方赤白肉际处。

髀关→足三里→丰隆

b. 刮拭足太阴脾经：箕门穴→血海穴→阴陵泉穴→三阴交穴，
直线轻刮 10 ～ 20 次（作用：健脾利湿、助化升清、化瘀）。

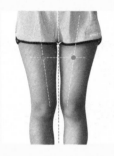

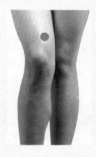

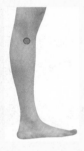

箕门：在股前区，髌底内侧
端与冲门的连线上 1/3 与
下 2/3 交点，长收肌和缝匠
肌交角的动脉搏动处。

血海：在股前区，髌
底内侧端上 2 寸，股
内侧肌隆起处。

阴陵泉：在小腿内侧，胫
骨内侧髁下缘与胫骨内
侧缘之间的凹陷中。

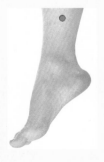

三阴交：在小腿
内侧，内踝尖上
3 寸，胫骨内侧
缘后际。

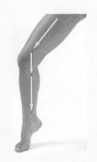

箕门→血海→阴
陵泉→三阴交

✨ c. 刮拭足厥阴肝经：太冲穴→行间穴，弧线轻刮 10 ～ 20 次（作用：疏肝理气、清除热邪、利湿）。

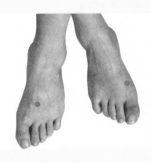

太冲：在足背，第 1、2 跖骨间，跖骨底结合部前方凹陷中，或触及动脉搏动。

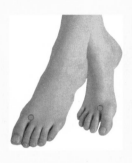

行间：在足背，第 1、2 趾间，趾蹼缘后方赤白肉际处。

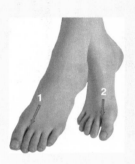

太冲→行间

（5）用干纸巾擦去多余的油，让患者穿衣服、多喝温水，并注意保暖。退痧后方可再次刮痧。

3. 注意事项

盆腔炎经刮痧调理后症状应逐渐缓解，若症状未缓解应去医院，由医院进行综合调理。

华佗夹脊调脏腑，一马当先作用大。

膈俞脾俞次髎穴，健脾益肾治带下。

气海关元加中极，调理任冲行气佳。

髀关丰隆足三里，和胃营血降逆浊。

内庭理气以止痛，清泄阳明把它刮。

箕门血海阴陵泉，渗湿统血又调经。

三阴交管脾肝肾,太冲行间除邪热。

坚持刮痧可预防,健康容貌赛过花。

案例

某女,39岁,南京六合区大厂人,扬子石化职工。患有妇科疾病多年,常有下腹痞胀、腰部酸沉、带下有异臭味、月经不调、失眠、烦躁、情绪易激动等症状,痛苦不堪。在刮痧班学习期间,为其刮痧。开始刮拭其背部时,在肩胛骨下有刺痛感,不能刮。配合拔罐法,梅花针针刺放血,排出大量黑色瘀血。骶骨处有凸起结节。内庭、太冲穴处有压痛感。首次刮痧后,下腹痞胀消炎。第二天,下腹不再胀痛,带下已无异味。

编者按:
长夏刮拭任脉益气血、暖宫活血祛瘀。

小贴士:
平时应保持外阴部的卫生,勤换内裤。同时要加强营养,注意休息。

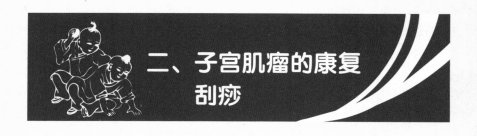

二、子宫肌瘤的康复刮痧

1. 子宫肌瘤的病因和表现

子宫肌瘤是女性生殖系统中常见的一种良性肿瘤,多见于30～50岁的妇女,其发生与雌激素过多和长期刺激(如反复多次人流)等原因有关,大多数可以早期发现。

(1)月经改变:如果正常月经周期发生变化,经血量增多,经期延长及月经不规则时需考虑。

(2)疼痛:患有子宫肌瘤的患者,大多数无疼痛感觉,但是还有小部分人因肌瘤发生宫内感染或子宫变形,出现下腹部疼痛。

(3)肿块:在下腹部能摸到肿块,特别在膀胱尿液充盈的情况下肿块触摸更明显。

(4)压迫感:在子宫肌瘤的患者中,大部分人可无任何感觉,如果肌瘤位置较低,即使肿瘤不大,也可压迫邻近器官。如压迫膀胱时,出现排尿困难;如压迫直肠可发生排便困难;如压迫输尿管可以出现腰酸背痛等症状。

(5)不孕:在子宫肌瘤的患者中,有少数人可引起不孕现象,其原因是肌瘤导致子宫变形,使受精卵着床不利。

（1）患者取仰卧位。给刮痧板消毒，用热毛巾清洁所刮拭的皮肤，涂油熨热。

（2）刮拭背腰部内侧足太阳膀胱经：膈俞穴→肝俞穴→肾俞穴→次髎穴，直线刮 10 ～ 20 次（作用：疏肝通络、活血化瘀、益肾温阳、暖宫）。

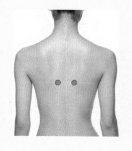

膈俞：在脊柱区，第 7 胸椎棘突下，后正中线旁开 1.5 寸。

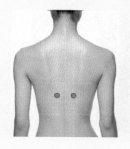

肝俞：在脊柱区，第 9 胸椎棘突下，后正中线旁开 1.5 寸。

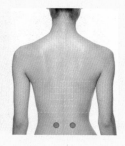

肾俞：在脊柱区，第 2 腰椎棘突下，后正中线旁开 1.5 寸。

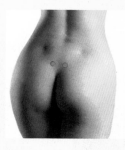

次髎：在骶区，正对第 2 骶后孔中。

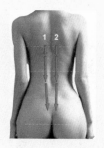

膈俞→肝俞→肾俞→次髎

（3）刮拭腹部

🖎 a. 刮拭任脉：脐下→气海穴→关元穴→中极穴，直线轻刮 10 ～ 20 次（作用：调理任冲二脉、行气活血）。

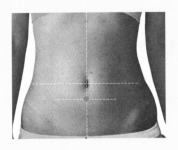

气海：在下腹部，脐中下
1.5寸，前正中线上。

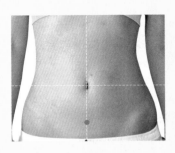

关元：在下腹部，脐中下
3寸，前正中线上。

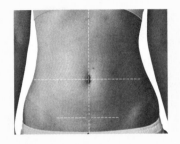

中极：在下腹部，脐中下
4寸，前正中线上。

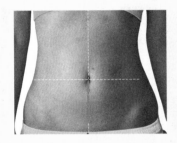

脐下→气海→关元→中极

　b. 刮拭足阳明胃经：天枢穴→归来穴，先左后右，直线轻刮
10～20次（作用：和胃降下、清浊、益气营血）。

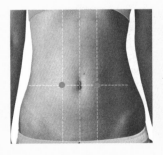

天枢：在腹部，横平脐中，
前正中线旁开2寸。

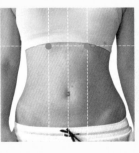

归来：在下腹部，脐
中下4寸，前正中线
旁开2寸。

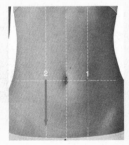

天枢→归来

（4）刮拭下肢（先左后右）

🍂 a. 刮拭足太阴脾经：血海穴→三阴交穴，直线轻刮 10 ～ 20 次（作用：健脾统血、调经止痛）。

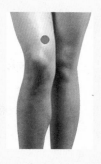 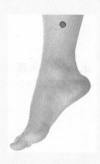 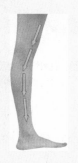

血海：在股前区，髌底内侧端上 2 寸，股内侧肌隆起处。

三阴交：在小腿内侧，内踝尖上 3 寸，胫骨内侧缘后际。

血海→三阴交

🍂 b. 刮拭足厥阴肝经：阴包穴→三阴交穴→太冲穴，直线轻刮 10 ～ 20 次（作用：疏肝理气、活血化瘀）。

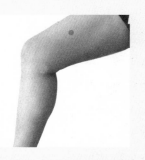 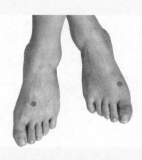 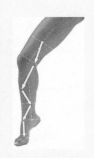

阴包：在股前区，髌底上 4 寸，股薄肌与缝匠肌之间。

太冲：在足背，第 1、2 跖骨间，跖骨底结合部前方凹陷中，或触及动脉搏动。

阴包→三阴交→太冲

🍂 c. 刮拭足少阴肾经：复溜穴→太溪穴，直线轻刮 10 ～ 20 次（作用：益肾化湿、活血化瘀、清浊、安神养血）。

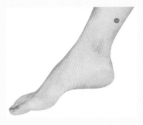 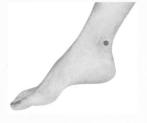 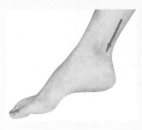

复溜：在小腿内侧，内踝
尖上2寸，跟腱的前缘。

太溪：在踝区，内踝尖
与跟腱之间的凹陷中。

复溜→太溪

（5）用干纸巾擦去多余的油，让患者穿衣服、喝温水，并注意保暖。
退痧后方可再次刮痧。

3. 注意事项

子宫肌瘤经刮痧调理后症状应逐渐缓解，若症状未缓解应去医院，
由医院进行综合调理。

血会膈俞破瘀强，肝俞肾俞温宫阳。

次髎强腰又利湿，补益下焦是本行。

气海关元中极处，调和任冲把逆降。

血海三阴交健脾，统血止痛调月经。

阴包太冲疏肝气，复溜太溪益肾良。

滋阴益肾腰强壮，活血化瘀可担当。

养生先要着心安，情绪不可太夸张。

肝肾二脏是本源，调好肌瘤无土壤。

案 例

　　某女，45 岁，南京秦淮区人。妇科检查有子宫肌瘤 2 cm×3 cm，月经正常，无其他不适之感。在刮痧班学习期间，对其背腰和腹部进行刮痧，并坚持每天按揉太冲、太溪二穴。隔年再次妇科检查发现肌瘤缩小到 1 cm×1 cm。

编者按：
刮痧调任冲二脉、调气血、化郁结。

小贴士：
坚持每天睡前按揉关元穴，有热感为宜。

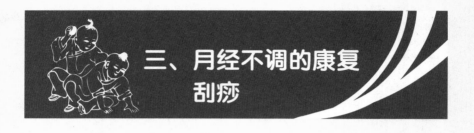

三、月经不调的康复刮痧

1. 月经不调的病因和表现

　　月经不调是指月经的期、量、色、质的异常,并伴有其他症状者,称月经不调。包括月经周期提前、推后和无规律,月经经量过多、过少,月经淋漓不净以及月经色质的改变,主要表现为经期不定,经量时多时少,经水淋漓不净并伴有心烦易怒,食欲不振,夜寐不安,小腹胀满,头晕眼花,大便时秘时溏等症状。

2. 刮痧程序

　　（1）给刮痧板消毒,用热毛巾清洁所刮拭的皮肤,涂油熨热。

　　（2）刮拭背腰部内侧足太阳膀胱经:肝俞穴→脾俞穴→肾俞穴,先左后右,直线轻刮 10～20 次（作用:疏肝理气、养肝补血、益肾固本）。

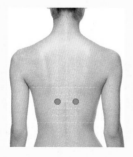

肝俞:在脊柱区,第 9 胸椎棘突下,后正中线旁开1.5 寸。

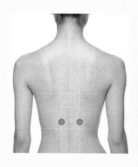

脾俞:在脊柱区,第 11 胸椎棘突下,后正中线旁开 1.5 寸。

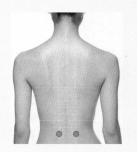
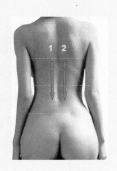

肾俞：在脊柱区，第 2 腰椎棘
突下，后正中线旁开 1.5 寸。

肝俞→脾俞→肾俞

（3）刮拭腹部任脉：脐下→气海穴→关元穴→中极穴，直线轻刮
10 ～ 20 次（作用：调理冲任二脉、行气活血）。

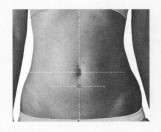
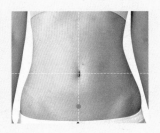

气海：在下腹部，脐中下
1.5 寸，前正中线上。

关元：在下腹部，脐中下
3 寸，前正中线上。

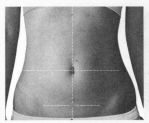
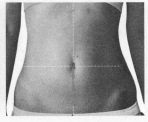

中极：在下腹部，脐中
下 4 寸，前正中线上。

脐下→气海→关元→中极

（4）刮拭下肢（先左后右）

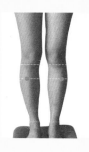

🕊 a. 刮拭足阳明胃经上的足三里穴1分钟。或点压按揉10～20次（作用：扶正培元）。

足三里：在小腿外侧，犊鼻下3寸，犊鼻与解溪连线上。

🕊 b. 刮拭足太阴脾经：血海穴→三阴交穴，直线轻刮10～20次（作用：健脾生化营血之源、调经止痛）。

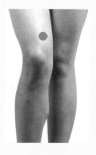

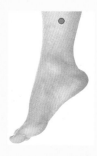

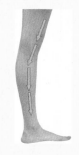

血海：在股前区，髌底内侧端上2寸，股内侧肌隆起处。

三阴交：在小腿内侧，内踝尖上3寸，胫骨内侧缘后际。

血海→三阴交

🕊 c. 刮拭足厥阴肝经：中都穴→太冲穴，直线轻刮10～20次（作用：疏经活络、活血养血）。

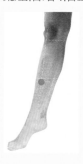

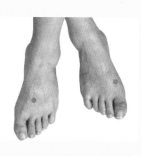

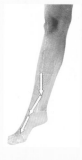

中都：在小腿内侧，内踝尖上7寸，胫骨内侧面的中央。

太冲：在足背，第1、2跖骨间，跖骨底结合部前方凹陷中，或触及动脉搏动。

中都→太冲

d. 刮拭足少阴肾经: 交信穴→太溪穴, 直线轻刮 10 ~ 20 次 (作用: 温阳益肾、守心安神、养血)。

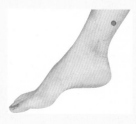
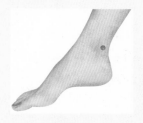
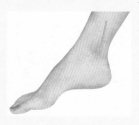

交信: 在小腿内侧, 内踝尖上 2 寸, 胫骨内侧缘后际凹陷中。

太溪: 在踝区, 内踝尖与跟腱之间的凹陷中。

交信→太溪

（5）用干纸巾擦去多余的油, 让患者穿衣服、喝温水, 并注意保暖。退痧后方可再次刮痧。

3. 注意事项

如系生殖系统器质性病变引起的月经不调, 应尽早到医院就医。

一刮肝脾肾三俞, 固本疏肝肾得益。

二刮气海到中极, 调和任冲又行气。

三刮胃经足三里, 扶正培元调气机。

四刮血海三阴交, 调经止痛又健脾。

五刮中都至太冲, 疏经活络真神奇。

六刮交信奔太溪, 温阳护肾没问题。

早经二太迟血海, 乱经肾俞加交信。

注重养生很生要, 未病先防要牢记。

　　某女,40岁,南京六合区大厂人。月经不调两年,睡眠质量差。学习刮痧后,每周坚持背腰刮痧调理,每天坚持按揉足三里、太冲等穴。经过半年调理,月经恢复正常。

编者按:
刮拭腰、骶、腹,调畅经滞、调经平血。

小贴士:

经早:重点刮拭太冲、太溪两穴。

经迟:重点刮拭血海穴。

经乱:重点刮拭肾俞、交信两穴。

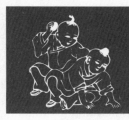

四、痛经的康复刮痧

1. 痛经的病因和表现

痛经指经期前后出现小腹或腰部疼痛,甚至痛及腰骶。痛经发病的原因与子宫先天发育程度、后天饮食起居和精神因素密切相关。如子宫发育不良,子宫后倾或子宫内膜异位症,盆腔炎和子宫肌瘤等病可引起痛经;或经期受寒饮冷,情志郁结,以致血络凝滞,瘀血阻滞胞中,不通则痛;或孕产过频、房事过度,或大病、久病之后气血亏损,胞脉失养,经后作痛。一般疼痛可持续数小时甚至 1 ～ 2 天。腹痛剧烈时,可伴有恶心呕吐、冷汗淋漓、手足厥冷甚至昏厥等。

2. 刮痧程序

(1)给刮痧板消毒,用热毛巾清洁所刮拭的皮肤,涂油熨热。

(2)刮拭腹部任脉:气海穴→关元穴,直线轻刮 10 ～ 20 次(作用:调理任冲二脉、通经止痛)。

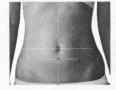

气海:在下腹部,脐中下 1.5 寸,前正中线上。

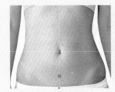

关元:在下腹部,脐中下 3 寸,前正中线上。

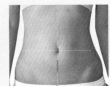

气海→关元

（3）刮拭背腰部内侧足太阳膀胱经：肝俞穴→三焦俞穴→肾俞穴→次髎穴，直线刮 10 ～ 20 次（作用：行气活血、调畅经血、消滞止痛）。

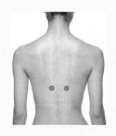

肝俞：在脊柱区，第9胸椎棘突下，后正中线旁开 1.5 寸。

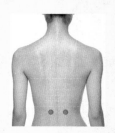

三焦俞：在脊柱区，第1腰椎棘突下，后正中线旁开 1.5 寸。

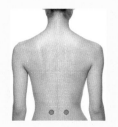

肾俞：在脊柱区，第2腰椎棘突下，后正中线旁开 1.5 寸。

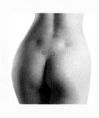

次髎：在骶区，正对第2骶后孔中。

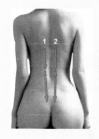

肝俞→三焦俞→肾俞→次髎

（4）刮拭下肢（先左后右）

🔖 a. 刮拭足阳明胃经上的足三里穴 1 分钟（作用：益气和胃、下逆、调畅气机）。

🔖 b. 刮拭足太阴脾经：箕门穴→血海穴→阴陵泉穴→三阴交穴，直线轻刮 10 ～ 20 次（作用：健脾利湿、化瘀通经、止痛）。

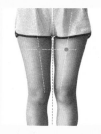

箕门：在股前区，髌底内侧端与冲门的连线上 1/3 与下 2/3 交点，长收肌和缝匠肌交角的动脉搏动处。

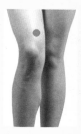

血海：在股前区，髌底内侧端上 2 寸，股内侧肌隆起处。

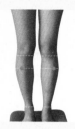 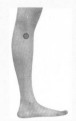 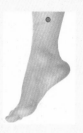 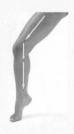

足三里：在小腿外侧，犊鼻下3寸，犊鼻与解溪连线上。

阴陵泉：在小腿内侧，胫骨内侧髁下缘与胫骨内侧缘之间的凹陷中。

三阴交：在小腿内侧，内踝尖上3寸，胫骨内侧缘后际。

箕门→血海→阴陵泉→三阴交

c. 按揉足厥阴肝经上的太溪穴1分钟（作用：疏肝理气、活血化瘀）。

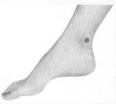

太溪：在踝区，内踝尖与跟腱之间的凹陷中。

（5）用干纸巾擦去多余的油，让患者穿衣服、喝温水，并注意保暖，退痧后方可再次刮痧。

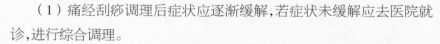

3. 注意事项

（1）痛经刮痧调理后症状应逐渐缓解，若症状未缓解应去医院就诊，进行综合调理。

（2）痛经康复刮痧调理最好避开经期，必须刮拭时应慎刮小腹部。如小腹部脂肪较厚的，对其投影区刮痧可与拔罐相结合。

少腹气海关元穴,调和任冲很重要。

肝俞肾俞三焦俞,次髎调经止痛好。

益气和胃足三里,调畅气机能下递。

血海阴陵三阴交,加上太冲就更妙。

案 例

某女,21岁,南京六合区大厂人,未婚。痛经难耐,妇科检查无异常。学习刮痧期间,通过经前刮痧,并按揉双合谷、双太冲穴,经期疼痛减轻。

编者按:
长夏刮痧调经、祛瘀、化滞。

小贴士:
经前7天起,每天热敷腹部。

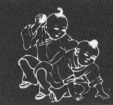

五、乳腺增生的康复刮痧

1.乳腺增生的病因和表现

乳腺增生的主要原因是人体内分泌功能紊乱而引起的乳腺结构异常,临床表现为乳房胀痛,具有周期性,常发生或加重于月经前期或月经期。乳房肿块,常为多发性,扁平性,或呈串珠状结节,大小不一,质韧不硬,周界不清,推之可动,经前增大,经后缩小,病程长,发病缓慢,此病多发于 30 ～ 40 岁妇女。

2.刮痧程序

(1)给刮痧板消毒,用热毛巾清洁所刮拭的皮肤,涂油熨热。

(2)刮拭背部:

➤ a.刮拭(华佗)夹脊穴,直线轻刮法 10 ～ 20 次(作用:调畅脏腑气血)。

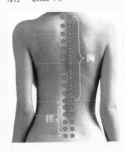

夹脊:在脊柱区,第 1 胸椎至第 5 腰椎棘突下两侧,后正中线旁开 0.5 寸,一侧 17 穴。

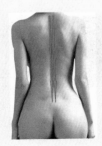

刮拭夹脊穴

b. 刮拭内侧足太阳膀胱经：肝俞穴→脾俞穴→肾俞穴，先左后右，直线轻刮 10 ～ 20 次（作用：疏肝理气、养肝补血、益肾固本）。

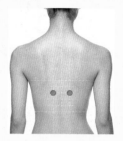

肝俞：在脊柱区，第 9 胸椎棘突下，后正中线旁开 1.5 寸。

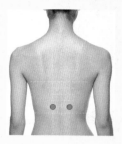

脾俞：在脊柱区，第 11 胸椎棘突下，后正中线旁开 1.5 寸。

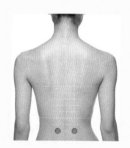

肾俞：在脊柱区，第 2 腰椎棘突下，后正中线旁开 1.5 寸。

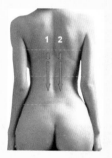

肝俞→脾俞→肾俞

（3）刮拭颈肩部（先左后右）

a. 刮拭足少阳胆经：风池穴→肩井穴，先左后右，弧线刮 10 ～ 20 次。

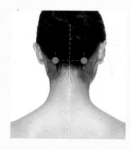

风池：在颈后区，枕骨之下，胸锁乳突肌上端与斜方肌上端之间的凹陷中。

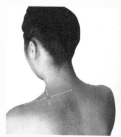

肩井：在肩胛区，第 7 颈椎棘突与肩峰最外侧点连线的中点。

🔖 b. 按揉肩井穴、天宗穴各 1 分钟（作用：舒筋活络、松解粘连）。

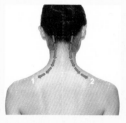

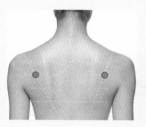

天宗：在肩胛区，肩胛冈中点与肩胛骨下角连线上 1/3 与下 2/3 交点凹陷中。

风池→肩井

（4）刮拭胸部

🔖 a. 刮拭任脉：天突穴→膻中穴，直线轻刮 10 ～ 20 次（作用：宽胸理气、养肝补血、化郁结）。

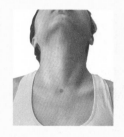

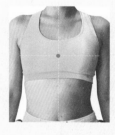

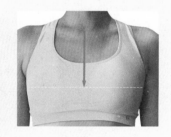

天突：在颈前区，胸骨上窝中央，前正中线上。

膻中：在胸部，横平第 4 肋间隙，前正中线上。

天突→膻中

🔖 b. 梳理胸肋：由内向外，避开乳头，从上向下，每肋间弧线轻刮 10 ～ 20 次。

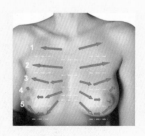

梳理胸肋

🦅 c. 由内向外，弧线轻刮足阳明胃经上的膺窗穴 1 分钟，先左后右（作用：消肿清热）。

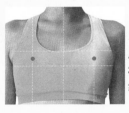

膺窗：在胸部，第3肋间隙，前正中线旁开4寸。

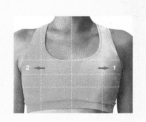

刮拭膺窗穴

🦅 d. 由内向外，弧线轻刮乳根穴 10 ～ 20 次，先左后右（作用：化瘀、理气）。

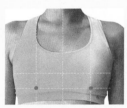

乳根：在胸部，第5肋间隙，前正中线旁开4寸。取穴：男性在乳头下1肋，即乳中线与第5肋间隙的相交处。女性在乳房根部弧线中点处。

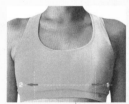

刮拭乳根穴

🦅 e. 由内向外，弧线轻刮足厥阴肝经上的期门穴 10 ～ 20 次，先左后右（作用：疏肝利胆、理气散结）。

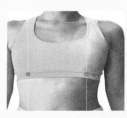

期门：在胸部，第6肋间隙，前正中线旁开4寸。取穴：在乳头直下，不容穴旁开2寸处取穴。女性在锁骨中线与第6肋间隙交点处。

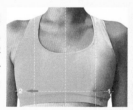

刮拭期门穴

（5）刮拭下肢（先左后右）

🦅 a. 刮拭足阳明胃经：足三里穴→丰隆穴，直线轻刮 10 ～ 20 次（作用：调畅气血、和胃下逆）。

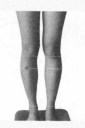 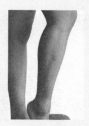 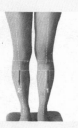

足三里：在小腿外侧，犊鼻下3寸，犊鼻与解溪连线上。　丰隆：在小腿外侧，外踝尖上8寸，胫骨前肌的外缘。　足三里→丰隆

🌿 b. 刮拭足太阴脾经：血海穴→三阴交穴，直线轻刮10～20次（作用：助脾运化、升清降浊）。

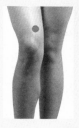 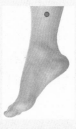 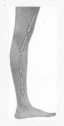

血海：在股前区，髌底内侧端上2寸，股内侧肌隆起处。　三阴交：在小腿内侧，内踝尖上3寸，胫骨内侧缘后际。　血海→三阴交

🌿 c. 按揉足厥阴肝经上的太冲穴和足少阳胆经上的侠溪穴各1分钟（作用：活血化瘀、通调气机、散结）。

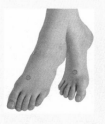 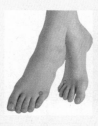

太冲：在足背，第1、2跖骨间，跖骨底结合部前方凹陷中，或触及动脉搏动。　侠溪：在足背，第4、5趾间，趾蹼缘后方赤白肉际处。

（6）用干纸巾擦去多余的油，让患者穿衣服、喝温水，并注意保暖。退痧后方可再次刮痧。

（1）胸部乳头处禁刮。

（2）女性生理特点所限,乳房部位宜轻刮;若患乳腺肿瘤,则乳房部位禁刮。

（3）在刮膻中时一定需轻手法。

乳腺增生莫慌张,刮痧调理还健康。

肝脾肾俞解郁结,华佗夹脊气机良。

风池肩井背天宗,舒筋活络松粘连。

天突膻中能宽胸,梳理肋间经络畅。

消肿清热膺窗穴,乳根通乳还化瘀。

期门疏肝又理气,三里丰隆调营卫。

血海三阴辨清浊,太冲侠溪散结强。

肿瘤千万不能刮,增生尽管把心放。

案 例

某女,47 岁,南京鼓楼区人,乳腺小叶增生并伴有乳腺粘连。就诊时,医生动员她做手术,她害怕,没敢做。在刮痧班学习期间,对她进行刮痧调理时,发现其胸椎的胸 3、胸 4 错位。建议她去医院进行了三维正骨复位后,对其胸前双侧胸部肩部刮拭和按揉。通过 10 次刮痧,乳腺部粘连消除,小叶增生明显缩小。

编者按:	**小贴士:**
长夏刮痧调肝气、和胃、化瘀、消结。	每天坚持做 10 分钟伸展运动。

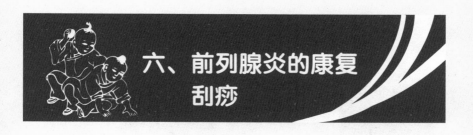

六、前列腺炎的康复刮痧

1. 前列腺炎的病因和表现

前列腺炎是男性泌尿生殖系的常见疾病,多发于 20～40 岁男性。其常见症状如下:

（1）排尿症状:尿频、轻度尿急、排尿时尿痛或尿道烧灼感,并可放射到阴茎头部。清晨尿道口有黏液,可出现血尿、排尿困难,甚至尿潴留。

（2）局部症状有后尿道、会阴部和肛门部不适、重坠和腹痛感,下蹲或大便时为甚。

（3）疼痛是前列腺炎主要症状表现之一:

①局部疼痛常在会阴部、后尿道、肛门部有钝痛或坠胀。

②反射痛常在膈以下、膝以上较多,以腰痛为多见。

（4）性功能障碍可见性欲减退或消失、射精痛、血精、阳痿、遗精、早泄,以及不育。

（5）精神症状表现为乏力、头晕、眼花、失眠、精神抑郁。

2. 刮痧程序

（1）给刮痧板消毒,用热毛巾清洁所刮拭的皮肤,涂油熨热。

（2）刮拭背部(先左后右)

🦅 a. 刮拭内侧足太阳膀胱经：肾俞穴→气海俞穴→膀胱俞穴，直线重刮 10 ～ 20 次（作用：温补肾气、清热利湿）。

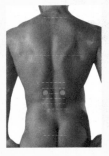

肾俞：在脊柱区，第 2 腰椎棘突下，后正中线旁开 1.5 寸。

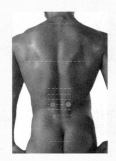

气海俞：在脊柱区，第 3 腰椎棘突下，后正中线旁开 1.5 寸。

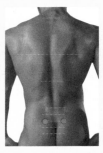

膀胱俞：在骶区，横平第 2 骶后孔，骶正中嵴旁开 1.5 寸。

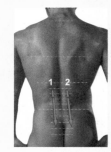

肾俞→气海俞→膀胱

🦅 b. 刮拭外侧足太阳膀胱经：志室穴→胞肓穴，直线重刮 10 ～ 20 次（作用：调和气血、益肾补气、下浊）。

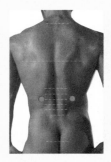

志室：在腰区，第 2 腰椎棘突下，后正中线旁开 3 寸。

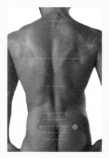

胞肓：在骶区，横平第 2 骶后孔，骶正中嵴旁开 3 寸。

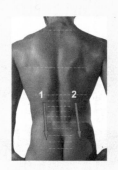

志室→胞肓

（3）刮拭腹部

🔖 a. 刮拭任脉：气海穴→关元穴→中极穴，直线轻刮10～20次（作用：清除邪热、利水通淋、除湿）。

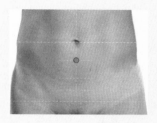

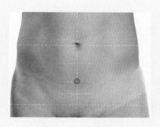

气海：在下腹部，脐中下1.5寸，前正中线上。

关元：在下腹部，脐中下3寸，前正中线上。

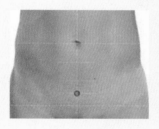

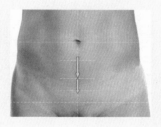

中极：在下腹部，脐中下4寸，前正中线上。

气海→关元→中极

🔖 b. 刮拭足阳明胃经：双侧的大巨穴→归来穴，先左后右，直线轻刮10～20次（作用：理气和胃、利尿下浊）。

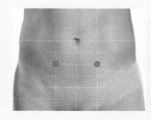

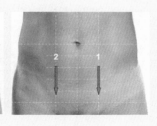

大巨：在下腹部，脐中下2寸，前正中线旁开2寸。

归来：在下腹部，脐中下4寸，前正中线旁开2寸。

大巨→归来

（4）刮拭下肢（先左后右）

🐾 a. 刮拭足太阴脾经：血海穴→阴陵泉穴→三阴交穴，直线轻刮10～20次（作用：健脾、利水化湿）。

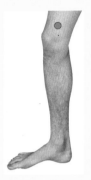

血海：在股前区，髌底内侧端上2寸，股内侧肌隆起处。

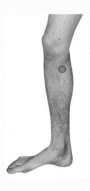

阴陵泉：在小腿内侧，胫骨内侧髁下缘与胫骨内侧缘之间的凹陷中。

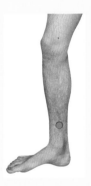

三阴交：在小腿内侧，内踝尖上3寸，胫骨内侧缘后际。

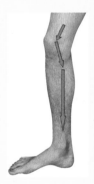

血海→阴陵泉→三阴交

🐾 b. 刮拭足厥阴肝经：曲泉穴→三阴交→太冲穴→行间穴，长线直线、短线弧线轻刮10～20次（作用：清泄肝胆之热）。

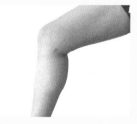

曲泉：在膝部，腘横纹内侧端，半腱肌肌腱内缘凹陷中。

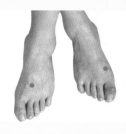

太冲：在足背，第1、2跖骨间，跖骨底结合部前方凹陷中，或触及动脉搏动。

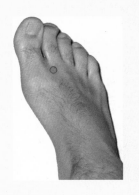

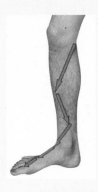

行间：在足背，第1、2趾间，　　　　曲泉穴→三阴交→太冲→行间
趾蹼缘后方赤白肉际处。

（5）用干纸巾擦去多余的油，让患者穿衣服、喝温水，并注意保暖。
退痧后方可再次刮痧。

3. 注意事项

（1）前列腺炎经刮痧调理后症状应逐渐缓解，若症状未缓解应去
医院，由医院进行综合治疗。

（2）多饮水就会多排尿，浓度高的尿液会对前列腺产生一些刺激，
长期不良的刺激对前列腺有害。

> 背俞肾气海膀胱，清热利湿温肾气。
>
> 志室胞肓调气血，补气下浊把肾益。
>
> 气海关元与中极，利水通淋除湿热。
>
> 大巨归来能利尿，和胃下浊又理气。
>
> 血海阴陵三阴交，健脾化湿使水利。
>
> 曲泉太冲和行间，清利下焦能血凉。

息风活络养肝血,疏肝泄热把神安。

提肛缩肾平日习,防治未病有意义。

案 例

　　某男,49 岁,南京秦淮区人。多年伴有尿频、尿急、尿不尽等症状。夜晚起夜多次,严重影响睡眠。学习刮痧后,每天坚持刮拭关元穴以固本,按揉太冲穴疏肝。通过 3 个月调理,起夜次数逐步减少到每晚 2～3 次,尿量亦明显增多。

编者按:
长夏刮痧壮肾、祛湿、利尿。

小贴士:
每天捶打脚内踝下凹陷处 5 分钟可益肾。

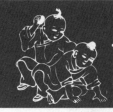

七、前列腺增生的康复刮痧

1. 前列腺增生的病因和表现

前列腺增生症又称为前列腺肥大、前列腺良性肥大等。本病为男性老年病，40岁以上男子病理上均有不同程度的前列腺增生，50岁以后才逐渐出现症状，发病率随年龄而逐渐增加。临床表现早期有尿频、尿急、排尿困难：起初，排尿踌躇，开始时间延迟；以后出现排尿迟缓，射程不远，尿线变细无力，或尿流中断，小便淋漓，尿意不尽感；晚期可有尿失禁，血尿，前列腺增生中有 40% ～ 60% 的病例可出现急性尿潴留。

2. 刮痧程序

（1）给刮痧板消毒，用热毛巾清洁所刮拭的皮肤，涂油熨热。

（2）刮拭背部内侧足太阳膀胱经：肾俞穴→膀胱俞穴，先左后右，直线重刮 10 ～ 20 次（作用：益肾补气、利水除湿）。

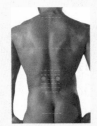

肾俞：在脊柱区，第2腰椎棘突下，后正中线旁开1.5寸。

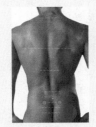

膀胱俞：在骶区，横平第2骶后孔，骶正中嵴旁开1.5寸。

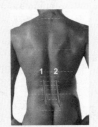

肾俞→膀胱俞

（3）刮拭腹部任脉：气海穴→中极穴，直线轻刮 10 ～ 20 次（作用：固本培元、益气化湿）。

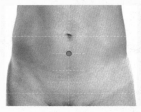 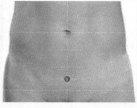 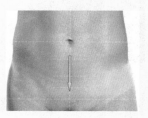

气海：在下腹部，脐中下 1.5 寸，前正中线上。　　**中极：在下腹部，脐中下 4 寸，前正中线上。**　　气海→中极

（4）刮拭下肢（方向：先左后右，作用：益肾补气、利水化湿）

🔹 a. 弧线轻刮足厥阴肝经上的太冲穴 10 ～ 20 次。

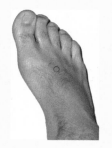 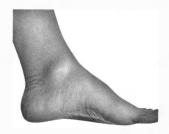

太冲：在足背，第 1、2 跖骨间，跖骨底结合部前方凹陷中，或触及动脉搏动。　　**水泉：在跟区，太溪直下 1 寸，跟骨结节内侧凹陷中。**

🔹 b. 弧线轻刮足少阴肾经上的水泉穴 10 ～ 20 次。

（5）用干纸巾擦去多余的油，让患者穿衣服、喝温水，并注意保暖。退痧后方可再次刮痧。

（1）不要憋尿，有尿意时应立即排尿。

（2）不宜久坐或长时间骑自行车，以免前列腺局部血流不畅。

> 腰上肾俞膀胱俞，利水除湿肾气补。
>
> 腹下气海到中极，益气培元把本固。
>
> 脚上太冲和水泉，补肾利水又化湿。
>
> 憋尿长坐不可为，睡前提肛把肾护。

案 例

某男，63 岁，南京鼓楼区人。患者前列腺肥大多大，并伴有尿不净、小腹胀痛等不适症状。通过学习刮痧，掌握了一定的刮痧技能。每天坚持刮拭关元穴、腰骶部并敲打内踝下大钟、水泉两穴。经过两个月调理，小便畅、腹痛消失，腰不再有酸胀感。

编者按：
长夏刮痧健脾强肾、消淤滞。

小贴士：
早晚各做提肛运动 81 次。

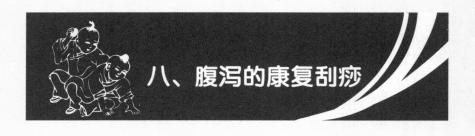

八、腹泻的康复刮痧

1. 腹泻的病因和表现

　　腹泻是指排便次数明显超过平日习惯的次数,粪质稀薄,甚至泻出水样粪便。腹泻一年四季均可发生,以夏、秋两季为多见。腹泻的主要病变在脾胃和大小肠。其致病原因为;感受外邪,寒湿暑热,饮食所伤、饮食过量、宿食内停,或过食肥甘、碍胃滞脾,或多食生冷、误食不洁之物;或七情不和、忧思恼怒、精神紧张,或脏腑虚弱、劳倦内伤、久病缠绵,或年老体衰阳气不足等,但关键在于脾胃功能障碍。脾胃功能障碍是由多种原因引起的。外邪影响,脾胃本身虚弱,肝脾不和以及肾阳不足等,均可导致脾胃功能失常,发生腹泻。

2. 刮痧程序

　　（1）给刮痧板消毒,用热毛巾清洁所刮拭的皮肤,涂油熨热。

　　（2）刮拭腹部

　　a. 刮拭任脉:脐下→气海穴→关元穴→中极穴,直线轻刮 10～20 次（作用:益肾兴阳、培补元气）。

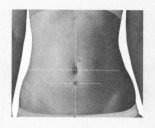

气海: 在下腹部, 脐中下
1.5 寸, 前正中线上。

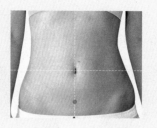

关元: 在下腹部, 脐中
下 3 寸, 前正中线上。

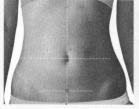

中极: 在下腹部, 脐中下
4 寸, 前正中线上。

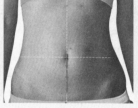

脐下→气海→关元
→中极

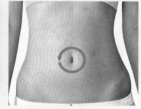

逆时针刮拭脐周围

🐟 b. 刮拭脐周围: 以肚脐为中心, 逆时针, 弧线重刮 5 ~ 10 圈。然后, 用摩擦法围绕肝脐重刮 5 ~ 10 圈。最后, 用按揉法点压脐周的痛点(作用: 减缓肠蠕动、调理脾胃)。

🐟 c. 刮拭足阳明胃经: 不容穴→归来穴, 先左后右, 由上而下, 直线刮拭 10 ~ 20 次(作用: 理气和胃、调肠胃、固肾气、止痛)。

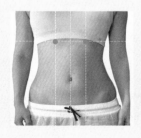

不容: 在上腹部, 脐中上
6 寸, 前正中线旁开 2 寸。

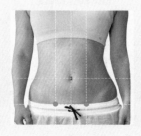

归来: 在下腹部, 脐中下
4 寸, 前正中线旁开 2 寸。

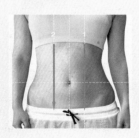

不容→归来

🦶 d. 刮拭足太阴脾经：腹哀穴→府舍穴，先左后右，由上而下，直线刮拭 10 ～ 20 次（作用：健脾温中、调理肠胃、理气）。

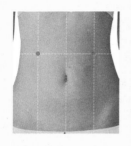 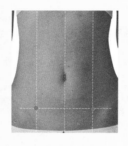 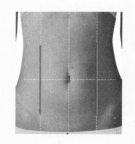

腹哀：在上腹部，脐中上 3 寸，前正中线旁开 4 寸。

府舍：在下腹部，脐中下 4.3 寸，前正中线旁开 4 寸。

腹哀→府舍

（3）刮拭下肢的足阳明胃经：足三里穴→丰隆穴，直线重刮 10 ～ 20 次（作用：健脾和胃、扶正培元、升降气机）。

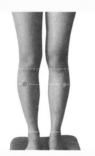 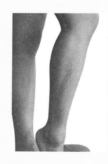 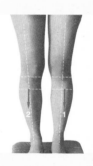

足三里：在小腿外侧，犊鼻下 3 寸，犊鼻与解溪连线上。

丰隆：在小腿外侧，外踝尖上 8 寸，胫骨前肌的外缘。

足三里→丰隆

（4）刮拭背部内侧足太阳膀胱经上的脾俞穴、胃俞穴、肾俞穴和大肠俞穴（见图 151），先左后右，每穴各弧线重刮 10 ～ 20 次，每穴再点压、按揉 1 分钟（作用：健脾和胃、利湿升清、助阳理气、调和肠胃）。

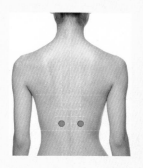

脾俞：在脊柱区，第11胸椎棘突下，后正中线旁开1.5寸。

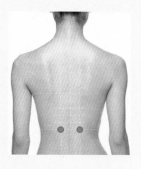

胃俞：在脊柱区，第12胸椎棘突下，后正中线旁开1.5寸。

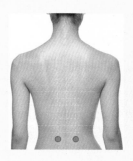

肾俞：在脊柱区，第2腰椎棘突下，后正中线旁开1.5寸。

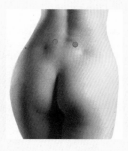

大肠俞：在脊柱区，第4腰椎棘突下，后正中线旁开1.5寸。

（5）用干纸巾擦去多余的油，让患者穿衣服、喝温水，并注意保暖。退痧后方可再次刮痧。

3. 注意事项

（1）刮腹部多用补法。过度肥胖或腹部胀满者，不宜重刮，以免造成表皮伤害，可用按揉方法。

（2）慢性腹泻者在背部可以用拔罐方法，多用走罐，或捏背保健。

（3）慢性腹泻日久，导致身体虚弱，体质较差者，刮背部和下肢手法亦相应减轻，灵活选择。

气海关元到极中，益肾兴阳补元气。

腹部胃经和脾经，固肾又把肠胃理。

扶正丰隆足三里，健脾和胃调气机。

背俞胃肾大肠脾，刮后立马不拉稀。

案 例

某女，33岁，南京秦淮区人，时为刮痧班学员。外出春游时，她于上午10点多开始出现腹痛、腹泻、全身发冷等不适症状，疑与早餐不洁有关。随行教师立即对她进行刮痧调理，刮拭其腹部任脉、胃经、脾经，并按揉相应背俞穴及天枢穴。通过近20分钟的调理，该学员下午不再腹泻。

编者按：
长夏刮痧健脾、蠕肠、利尿、祛湿。

小贴士：
温灸脐部5分钟可培补元气。

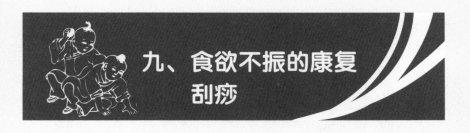

九、食欲不振的康复刮痧

1. 食欲不振的原因和表现

食欲不振是指饮食量减少或食后伴有恶心、反酸等表现的一组常见症状候群。其常见原因有感受外邪、受风伤寒、饮食不节、饥饱失常，或情绪刺激、忧思恼怒、劳倦过度，或慢性病脾胃受伤等导致气机阻滞、胃脾失和、胃虚寒而引发本病。一些被刮者还伴有心烦吐酸，口苦咽干或腹中空空，非饥似饥，似痛非痛，胸闷懊恼，食而不香，口淡无味等。根据气病因和症状表现，可分为虚证和实证两大类七种证型，实证有寒邪、食停、气滞、郁热和血瘀，虚证有脾胃虚寒和胃阴亏虚。

2. 刮痧程序

（1）给刮痧板消毒，用热毛巾清洁所刮拭的皮肤，涂油熨热。

（2）患者取仰卧位，先用手按揉患者腹部，使被刮者消除紧张或痉挛。

（3）刮拭腹部

🔖 a. 刮拭任脉：上脘穴→中脘穴→下脘穴，直线轻刮 10 ～ 20 次（作用：健脾和胃、降逆利水、化痰宁神）。

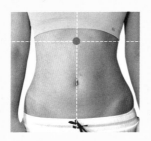

上脘：在上腹部,脐中
上 5 寸,前正中线上。

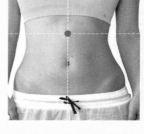

中脘：在上腹部,脐中
上 4 寸,前正中线上。

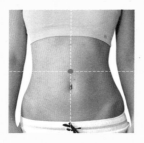

下脘：在上腹部,脐中
上 2 寸,前正中线上。

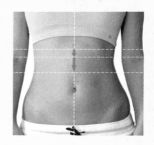

上脘→中脘→下脘

b. 刮拭足阳明胃经：不容穴→归来穴,先左后右,由上而下,直线刮拭 10 ～ 20 次(作用：调中和胃、理气降逆、健脾化湿、开胃)。

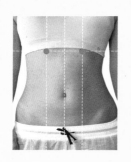

不容：在上腹部,脐
中上 6 寸,前正中线
旁开 2 寸。

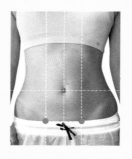

归来：在下腹部,脐
中下 4 寸,前正中线
旁开 2 寸。

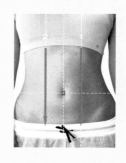

不容→归来

c. 刮拭足太阴脾经：腹哀穴→府舍穴，先左后右，由上而下，直线刮拭 10 ～ 20 次（作用：健脾和中、温中散寒、宣通降逆、散结止痛）。

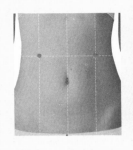 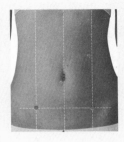 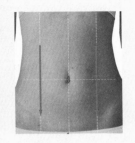

腹哀：在上腹部，脐中上 3 寸，前正中线旁开 4 寸。

府舍：在下腹部，脐中下 4.3 寸，前正中线旁开 4 寸。

腹哀→府舍

d. 刮拭脐周围：以肚脐为中心，顺时针，弧线轻刮 10 ～ 20 圈（作用：调理脾胃）。

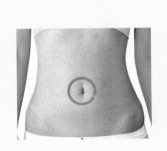 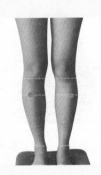 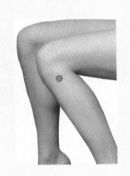

顺时针刮拭脐周围

足三里：在小腿外侧，犊鼻下 3 寸，犊鼻与解溪连线上。

阳陵泉：在小腿外侧，腓骨头前下方凹陷中。

（4）刮拭下肢足阳明胃经的足三里穴、足少阳胆经上的阳陵泉穴。先左后右，每穴各弧线轻刮 10 ～ 20 次，每穴再点压、按揉 1 分钟（作用：扶正培元、升降气机、舒肝利胆、开胃）。

（5）刮拭背部内侧足太阳膀胱经：肝俞穴→胆俞穴→脾俞穴→胃俞穴→肾俞穴→大肠俞穴→小肠俞穴，先左后右，直线轻刮 10 ～ 20 次（作用：健脾和胃、利湿升清、助阳理气、调和肠胃）。刮痧后还可配合走罐，提高调理效果。

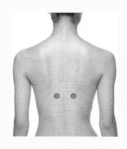

肝俞：在脊柱区，第 9 胸椎棘突下，后正中线旁开 1.5 寸。

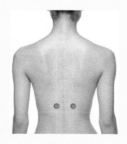

脾俞：在脊柱区，第 11 胸椎棘突下，后正中线旁开 1.5 寸。

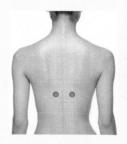

胆俞：在脊柱区，第 10 胸椎棘突下，后正中线旁开 1.5 寸。

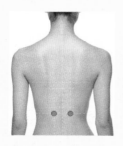

胃俞：在脊柱区，第 12 胸椎棘突下，后正中线旁开 1.5 寸。

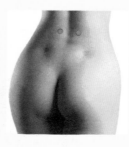

肾俞：在脊柱区，第 2 腰椎棘突下，后正中线旁开 1.5 寸。

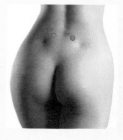

大肠俞：在脊柱区，第 4 腰椎棘突下，后正中线旁开 1.5 寸。

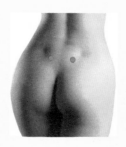

小肠俞：在骶区，横平第 1 骶后孔，骶正中嵴旁开 1.5 寸。

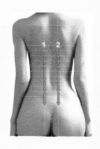

肝俞→胆俞→脾俞→胃俞→肾俞→大肠俞→小肠俞

（6）用干纸巾擦去多余的油,让患者穿衣服、喝温水,并注意保暖。退痧后方可再次刮痧。

3. 注意事项

（1）对体质弱、消化不良、食欲不振者,刮痧时尤其应注意保暖,以免患者伤风受寒加重不适。

（2）增强运动,对促进胃肠蠕动,减轻精神、心理压力效果更好。

> 健脾三脘上中下,脾胃二经把食化。
> 顺摩腹部调中焦,早晚坚持就更佳。
> 扶正培元足三里,舒肝利胆阳陵泉。
> 调理脏腑背俞刮,见了食物不再怕。

案 例

某女,26岁,南京玄武区人。节食减肥多年,2011年夏开始出现食欲不振,常伴有头晕、四肢无力等不适症状。起初她以为是夏天炎热所致,但直到冬季也无好转,愈加严重。在学习刮痧时,教师对她进行了多次刮痧调理。除每周刮拭腹部、背部、下肢外,她也每天坚持按揉搓足三里并早晚各摩腹一次。一个半月后,食量正常,头晕、四肢无力等症状消失。

编者按:
长夏刮痧健脾、蠕肠、增食。

小贴士:
每天敲打足三里300次。

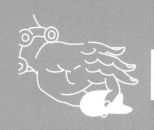

PART 4 秋季刮痧

秋季气候与自然界变化的主要特点是秋燥。其次是自然界由"生长"转向"收藏"。此季节,宜早卧早起,与鸡俱兴,收敛神气,以安神志。肺旺肝弱,饮食宜减辛增酸,以养肝气。因秋气燥,所以宜食麻(芝麻)以润其燥,禁冷饮,忌穿寒湿内衣。

秋季刮痧去除夏季体内的湿、寒、毒素,改善体质,提高免疫力。

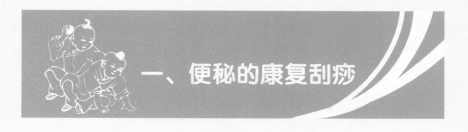

一、便秘的康复刮痧

1. 便秘的病因和表现

便秘是指大便秘结不通,排便时间延长,或大便并不干燥而欲大便却艰涩不畅的一种病症。便秘虽属大肠传导功能失常,但与脾胃及肾脏的关系甚为密切。其发病的原因有恣饮酒浆,过食辛热厚味,燥热内结;伤寒热病之后,津液消耗;情志失和;忧虑、思虑过度或久坐少动,气机郁滞;劳倦内伤,病后、产后和年老体虚,身体衰弱,气血不足等。按照病因、病机及临床所见,本病可分为热秘、气秘、虚秘、冷秘四类。

2. 刮痧程序

(1)给刮痧板消毒,用热毛巾清洁所刮拭的皮肤,涂油熨热。

(2)刮拭腹部

🔖 a. 刮拭任脉:中脘穴→气海穴→关元穴→中极穴→曲骨穴,直线轻刮 10 ～ 20 次(作用:益中补气、生津通便、增强胃肠蠕动)。

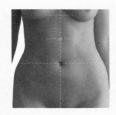

中脘:在上腹部,脐中上 4 寸,前正中线上。取穴:剑胸结合与脐中连线的中点处。

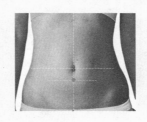

气海:在下腹部,脐中下 1.5 寸,前正中线上。

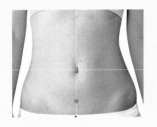

关元：在下腹部，脐中
下 3 寸，前正中线上。

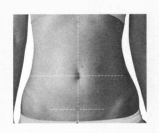

中极：在下腹部，脐中
下 4 寸，前正中线上。

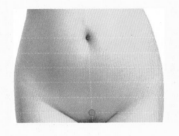

曲骨：在下腹部，耻骨联
合上缘，前正中线上。

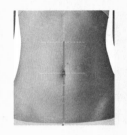

中脘→气海→关元→
中极→曲骨

b. 刮拭足阳明胃经：不容穴→天枢穴→气冲穴，先左后右，由上
而下，直线边刮 10 ～ 20 次（作用：调中和胃、理气降逆、健脾化湿）。

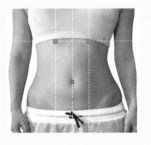

不容：在上腹部，脐中上
6 寸，前正中线旁开 2 寸。

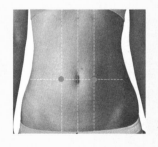

天枢：在腹部，横平脐中，
前正中线旁开 2 寸。

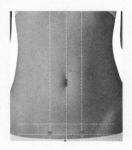

气冲：在腹股沟区，耻骨联合上缘，前正中线旁开2寸，动脉搏动处。

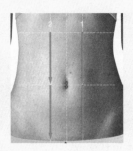

不容→天枢→气冲

b. 刮拭足太阴脾经：腹哀穴→大横穴→腹结穴→冲门穴，先左后右，由上而下，直线刮拭10～20次（作用：健脾胃、促运化、益气导滞）。

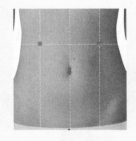

腹哀：在上腹部，脐中上3寸，前正中线旁开4寸。

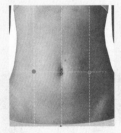

大横：在腹部，脐中旁开4寸。

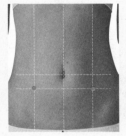

腹结：在下腹部，脐中下1.3寸，前正中线旁开4寸。

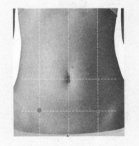

冲门：在腹股沟区，腹股沟斜纹中，髂外动脉搏动处的外侧。

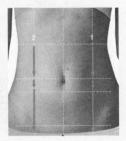

腹哀→大横→腹结→冲门

（3）刮拭背部内侧足太阳膀胱经：脾俞穴→肾俞穴→大肠俞穴，先左后右，由上而下，直线重刮10～20次（作用：益肾补气、调达脾阳、润肠通便）。

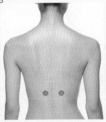

脾俞：在脊柱区，第11胸椎棘突下，后正中线旁开1.5寸。

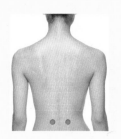

肾俞：在脊柱区，第2腰椎棘突下，后正中线旁开1.5寸。

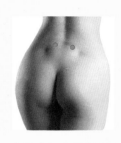

大肠俞：在脊柱区，第4腰椎棘突下，后正中线旁开1.5寸。

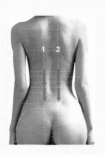

脾俞→肾俞→大肠俞

（4）刮拭下肢（先左后右）

✎ a. 刮拭足阳明胃经：足三里穴→丰隆穴→解溪穴，直线重刮 10 ～ 20 次（作用：益气和胃、降逆下浊）。

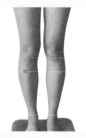

足三里：在小腿外侧，犊鼻下3寸，犊鼻与解溪连线上。

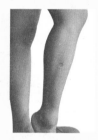

丰隆：在小腿外侧，外踝尖上8寸，胫骨前肌的外缘。

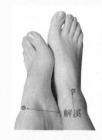

解溪：在踝区，踝关节前面中央凹陷中，踇长伸肌腱与趾长伸肌腱之间。

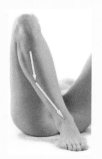

足三里→丰隆→解溪

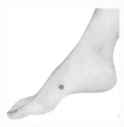

公孙：在跖区，第1跖骨底的前下缘赤白肉际处。

b. 按揉足太阴脾经上的公孙穴1分钟(作用:健脾益气、调理肠胃功能)。

　　(5)用干纸巾擦去多余的油,让患者穿衣服、喝温水,并注意保暖。退痧后方可再次刮痧。

3. 注意事项

　　严重习惯性便秘者,必须配合药物治疗,并定期清洁肠道。

> 中脘气海下关元,中极曲骨腹任脉。
>
> 不容天枢到气冲,胃经一刮便意来。
>
> 腹哀大横理肠胃,腹结冲门在脾脉。
>
> 肾俞脾俞大肠俞,再加公孙通便快。

案 例

　　某女,63岁,南京六合区大厂人,扬子石化退休职工。因常年便秘,皮肤灰暗、无光泽,伴有全身多处红色点状斑点,并伴有高脂血症。学习刮痧以后,每天坚持睡前、醒后刮拭腹部10～15分钟,按揉腹部的中脘、天枢二穴和脚上的公孙穴。两个月后,大便正常,皮肤上的斑点开始缩小,半年后,逐渐消失。

编者按:
秋刮生津去燥、蠕肠、通便。

小贴士:
早晨起来空腹喝一杯蜜水。

二、痤疮的康复刮痧

1. 痤疮的病因和表现

痤疮是一种多病因性疾病,多因素包括:

(1)雄激素及其代谢产物的增多,是皮脂腺活性增强。

(2)毛囊漏斗部角质化过程增强,其皮致密增厚不易脱落。

(3)皮脂腺中游离脂肪酸升高。

(4)毛囊内寄生痤疮丙酸菌。

(5)遗传因素。

(6)体内微量元素特别是锌的缺乏或相对不足等。

　　中医认为痤疮多由肺、胃湿热,外感毒邪,瘀血痰湿所致。痤疮是一种毛囊、皮脂腺的慢性炎症,好发于颜面、胸、背部,表现为黑头粉刺、丘疹、脓包、结节、囊肿等损害。因其初起损害多为粉刺,所以本病又称为粉刺。粉刺多发生于青春期男女,青春期过后大多自然痊愈减轻。

2. 刮痧程序

(1)患者取坐位或俯卧位,给刮痧板消毒。

(2)用热毛巾清洁所刮拭的皮肤,涂油熨热。

(3)刮拭背部

　　a. 刮拭督脉:大椎穴→命门穴,直线轻刮 10 ～ 20 次 (作用:清泄邪热、凉血养血）。

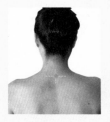

大椎：在脊柱区，第7颈椎棘突下凹陷中，后正中线上。

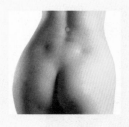

命门：在脊柱区，第2腰椎棘突下凹陷中，后正中线上。

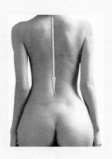

大椎→命门

b. 刮拭膀胱经：肺俞穴→膈俞穴→脾俞穴→大肠俞穴→小肠俞穴，先左后右，直线重刮 10～20 次（作用：宣肺散热、清肠润肤）。

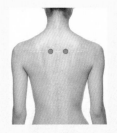

肺俞：在脊柱区，第3胸椎棘突下，后正中线旁开 1.5 寸。

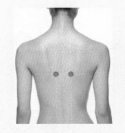

膈俞：在脊柱区，第7胸椎棘突下，后正中线旁开 1.5 寸。

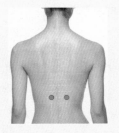

脾俞：在脊柱区，第11胸椎棘突下，后正中线旁开 1.5 寸。

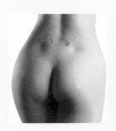

大肠俞：在脊柱区，第4腰椎棘突下，后正中线旁开 1.5 寸。

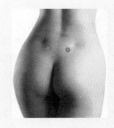

小肠俞：在骶区，横平第1骶后孔，骶正中嵴旁开 1.5 寸。

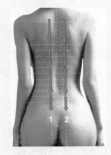

肺俞→膈俞→脾俞→大肠俞→小肠俞

（4）刮拭上肢（先左后右）

🏃 a. 刮拭手阳明大肠经：曲池穴→合谷穴，直线轻刮 10 ～ 20 次（作用：清泻阳明、散头面之血热）。

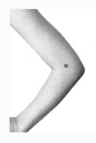

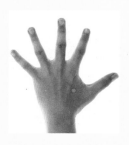

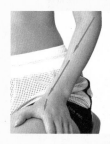

曲池：在肘区，尺泽
与肱骨外上髁连线
的中点处。

合谷：在手背第 2 掌
骨桡侧的中点。

曲池→合谷

🏃 b. 刮拭手太阴肺经：尺泽穴→太渊穴，直线轻刮 10 ～ 20 次（作用：行气、活血、通脉）。

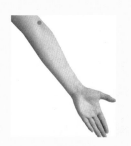

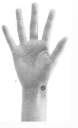

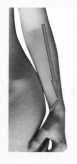

尺泽：在肘区，肘横纹上，
肱二头肌腱桡侧缘凹陷中。

太渊：在腕前区，桡骨
茎突与舟状骨之间，拇
长展肌腱尺侧凹陷中。

尺泽→太渊

（5）刮拭下肢（先左后右）

🏃 a. 刮拭足阳明胃经：足三里穴→丰隆穴，直线重刮 10 ～ 20 次（作用：和胃降浊，疏导阳明之邪火）。

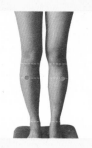 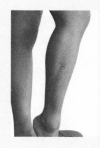 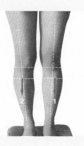

足三里：在小腿外侧，犊鼻下3寸，犊鼻与解溪连线上。

丰隆：在小腿外侧，外踝尖上8寸，胫骨前肌的外缘。

足三里→丰隆

b. 刮拭足太阴脾经：血海穴→三阴交穴，直线轻刮 10 ~ 20 次（作用：滋阴、活血凉血、排毒）。

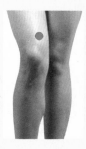 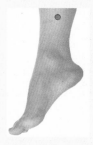 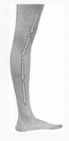

血海：在股前区，髌底内侧端上2寸，股内侧肌隆起处。

三阴交：在小腿内侧，内踝尖上3寸，胫骨内侧缘后际。

血海→三阴交

（6）用干纸巾擦去多余的油，让患者穿衣服、喝温水，注意保暖。退痧后方可再次刮痧。

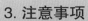

3. 注意事项

面部痤疮不宜刮痧，其他部位刮痧时应注意避开痤疮部位。

大椎命门背督脉，清泄邪热又凉血。

肺膈脾大小肠俞，清肠润肤宣肺脉。

曲池合谷散头热，尺泽大渊津生来。

三里丰隆疏阳明，滋阴排毒三血海。

案例

某女，18岁，南京玄武区人，学生。满脸都是"青春痘"，中药调理效果不佳且疼痛难耐。其母颇为着急，来刮痧班学习后，回家给女儿刮痧。刮拭背腰部时，满背红色斑点，上肢曲池穴处有黑色瘀痧，下肢足三里穴处有疼痛感。经过一个多月的10次刮痧，面部痤疮减少，大便正常。

编者按：
秋季刮痧生津除燥、去痒、解疥。

小贴士：
少食肥甘厚腻。

三、肥胖的康复刮痧

1. 肥胖的原因和表现

肥胖是体内脂肪过多的状态,是一种多因素的慢性代谢性疾病。当实测体重超过标准体重的 20% 为肥胖,超过标准体重 20%～30% 为轻度肥胖,超过标准体重 30%～50% 为中度肥胖,超过 50% 为重度肥胖。

成人标准体重(kg)=[身高(cm)-100]×0.9

造成肥胖的原因有:

(1)饮食、运动因素:好食、多食高脂肪饮食,不爱运动,使热量蓄积,导致多余热量转化脂肪沉积于体内而引起肥胖。

(2)体质与遗传因素:肥胖症有一定的遗传倾向,不少肥胖者有家族肥胖史。

(3)内分泌因素:肥胖症与内分泌关系密切,青春期、更年期由于内分泌环境改变,脂肪的蓄积、动用与激素关系甚为显著。

中医认为肥胖主要是脾气虚,运化功能减弱,致使运化水湿功能低下,湿聚而成痰,湿和痰不断蓄积,则形成肥胖。肥胖者易疲乏无力、气短、嗜睡,易腰背痛、关节痛,怕热、多汗等。肥胖常诱发高血压、高血脂、冠心病和糖尿病等严重危害人体健康的疾病。

（1）患者取坐位或俯卧位,给刮痧板消毒。

（2）用热毛巾清洁所刮拭的皮肤,涂油熨热。

（3）刮拭背部内侧足太阳膀胱经:肺俞穴→心俞穴→膈俞穴→肝俞穴→脾俞穴→肾俞穴,先左后右,直线重刮10～20次(作用:宣肺益气、通调脏腑之气血、舒筋活络)。

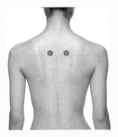

肺俞:在脊柱区,第3胸椎棘突下,后正中线旁开1.5寸。

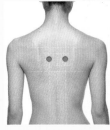

心俞:在脊柱区,第5胸椎棘突下,后正中线旁开1.5寸。

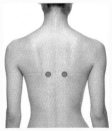

膈俞:在脊柱区,第7胸椎棘突下,后正中线旁开1.5寸。

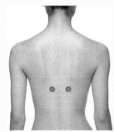

肝俞:在脊柱区,第9胸椎棘突下,后正中线旁开1.5寸。

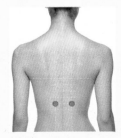

脾俞:在脊柱区,第11胸椎棘突下,后正中线旁开1.5寸。

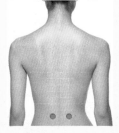

肾俞:在脊柱区,第2腰椎棘突下,后正中线旁开1.5寸。

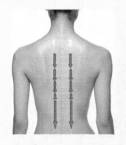

肺俞→心俞→膈俞→肝俞→脾俞→肾俞

（4）刮拭胸腹部

🐾 a. 刮拭任脉：膻中穴→中脘穴→中极穴，直线轻刮 10 ～ 20 次（作用：益气养血、调养脏腑）。

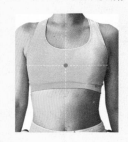

膻中：在胸部，横平第
4 肋间隙，前正中线上。

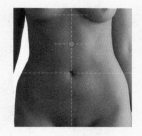

中脘：在上腹部，脐中
上 4 寸，前正中线上。

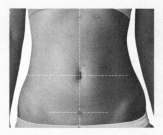

中极：在下腹部，脐中下
4 寸，前正中线上。

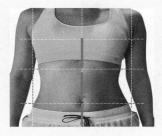

膻中→中脘→中极

🐾 b. 刮拭足阳明胃经：不容穴→天枢穴→归来穴，先左后右，由上而下，直线边刮 10 ～ 20 次（作用：调中和胃、理气降逆、健脾化湿）。

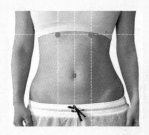

不容：在上腹部，脐中上 6 寸，
前正中线旁开 2 寸。

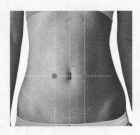

天枢：在腹部，横平脐
中，前正中线旁开 2 寸。

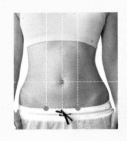
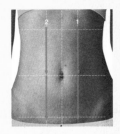

归来：在下腹部，脐中下4寸，前正中线旁开2寸。

不容→天枢→归来

c.刮拭足太阴脾经：大横穴→腹结穴，先左后右，由上而下，直线轻刮10～20次（作用：调达胃肠功能、蠕动下逆、化脂减肥）。

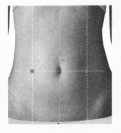
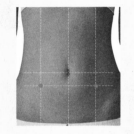
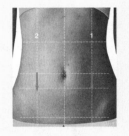

大横：在腹部，脐中旁开4寸。

腹结：在下腹部，脐中下1.3寸，前正中线旁开4寸。

大横→腹结

（5）刮拭上肢的手太阴肺经：尺泽穴→孔最穴→列缺穴，先左后右，直线轻刮10～20次（作用：补中益气、通调脏腑气机）。

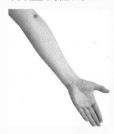
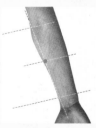

尺泽：在肘区，肘横纹上，肱二头肌腱桡侧缘凹陷中。

孔最：在前臂前区，腕掌侧远端横纹上7寸，尺泽与太渊连线上。

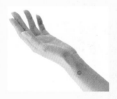
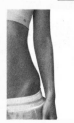

列缺：在前臂，腕掌侧远端横纹上1.5寸，拇短伸肌腱与拇长展肌腱之间，拇长展肌腱沟的凹陷中。

尺泽→孔最→列缺

（6）刮拭下肢（先左后右）

➥ a. 刮拭足阳明胃经：足三里穴→丰隆穴，直线重刮 10 ～ 20 次（作用：益气和胃、调和气血）。

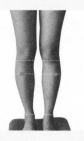 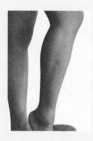 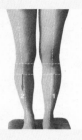

足三里：在小腿外侧，犊鼻下3寸，犊鼻与解溪连线上。

丰隆：在小腿外侧，外踝尖上8寸，胫骨前肌的外缘。

足三里→丰隆

➥ b. 刮拭足厥阴肝经：中都穴→三阴交穴，直线重刮 10 ～ 20 次（作用：健脾、助运化、消脂化湿）。

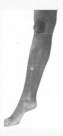 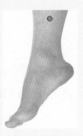 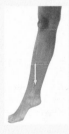

中都：在小腿内侧，内踝尖上7寸，胫骨内侧面的中央。

三阴交：在小腿内侧，内踝尖上3寸，胫骨内侧缘后际。

中都→三阴交

（7）用干纸巾擦去多余的油，让患者穿衣服、喝温水，并注意保暖。退痧后方可再次刮痧。

3. 注意事项

（1）刮痧减肥必须持之以恒。

（2）饭后 1 小时内、饥饿、过度疲劳时禁止减肥刮痧。

（3）体质强壮者可配合拔罐方法。

肝心膈肝脾肾俞,宣肺益气调脏腑。

膻中中脘下中极,补气养血又本固。

不容天枢加归来,调中利水增肠蠕。

大横腹结通降逆,温中散寒将脾护。

尺泽孔最到列缺,管理气机出与入。

三里丰隆下逆浊,扶下培元痰湿出。

中都刮至三阴交,健脾补肾把肝舒。

运动饮食要得当,脂肪不再堆小肚。

案 例

某女, 27 岁,南京秦淮区人。身高 155cm,体重 80 kg,腰围 116cm (3.5 市尺)。学习刮痧后,每周刮拭背部、胸腹部以及上下肢,每天隔着衣服刮起拭腹部。通过半年刮痧调理,体重下降至 63 kg,腰围减小至 74cm(2.2 市尺)。

编者按:

秋季刮痧润肺、强肌、消脂。

小贴士:

1. 减肥刮痧力度要适中,对肥胖局部按压力度要大,使之传导到皮下组织。

2. 减肥刮痧应配合运动、饮食调节才能收到良好的效果。

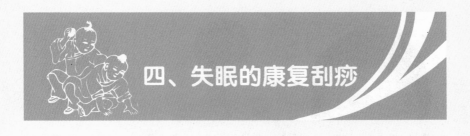

四、失眠的康复刮痧

1. 失眠的原因和表现

失眠是一个症状而非疾病,但有一些全身性疾病可一起失眠,例如心脏病、哮喘、全身瘙痒、剧烈疼痛等。失眠的最常见的原因是环境因素的改变和精神因素:环境改变如坐火车、飞机,或者环境太吵闹;精神因素如过度兴奋、焦虑等。此外,有些药物也可造成失眠。中医认为失眠、多梦有虚实之分:虚证多属于阴血不足;实证多因肝郁化火,食滞痰浊,心火亢盛。失眠是指不易入睡或睡而易醒,轻者为入睡困难,稍睡即醒,醒后不能再睡,重者通宵不得安眠,并伴有头晕脑涨、健忘、心慌等症状,还可有食欲不振、腹胀、腹泻、便秘、多梦、记忆力减退等症状。

2. 刮痧程序

(1)患者取坐位或俯卧位,给刮痧板消毒。

(2)用热毛巾清洁所刮拭的皮肤,涂油熨热。

(3)刮拭头部(作用:清热散结、镇惊安神)

a. 刮拭督脉:神庭穴→风府穴,弧线刮拭 10 ~ 30 次(作用:宁神息风)。

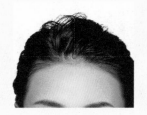 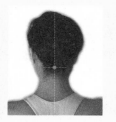 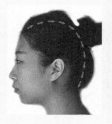

神庭：在头部，前发际 　　风府：在颈后区，枕外隆凸直 　　神庭→风府
正中直上 0.5 寸。　　　下，两侧斜方肌之间凹陷中。

🔖 b. 梳理正中线两侧：按下图的顺序，从前额发际至后发际，每条
线弧线轻刮拭 10 ～ 30 次。

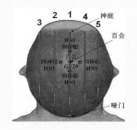 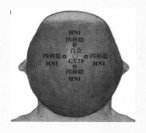

梳头法刮拭全头 　　　　　百会：在头部，前发际正中直上 5 寸。
取穴：折耳，两耳尖向上连线的中点。

🔖 c. 刮拭足少阳胆经：太阳穴附近→风池穴，先左后右，弧线轻刮
10 ～ 30 次。

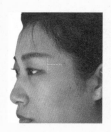 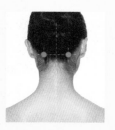 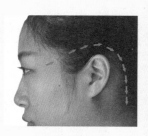

太阳：在头部，眉梢 　　风池：在颈后区，枕 　　太阳→风池
与目外眦之间，向后 　　骨之下，胸锁乳突肌
约一横指的凹陷中。　　上端与斜方肌上端之
　　　　　　　　　　　间的凹陷中。

d. 按揉四神聪穴、双侧安眠穴，各 1 分钟（作用：镇惊安神）。

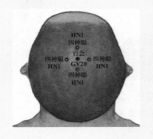 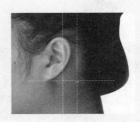

四神聪：在头部，百会前后
左右各旁开 1 寸，共 4 穴。

安眠：在翳风与风池
连线的中点。

（4）刮拭颈部

a. 刮拭督脉：风府穴→大椎穴，直线轻刮 10 ～ 20 次（作用：益
气安神，改善脑部供血）。

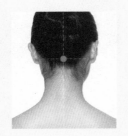 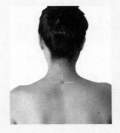 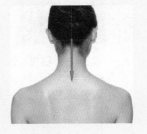

风府：在颈后区，枕
外隆凸直下，两侧斜
方肌之间凹陷中。

大椎：在脊柱区，第
7 颈椎棘突下凹陷
中，后正中线上。

风府→大椎

b. 刮拭足少阳胆经：风池穴→肩井穴，先左后右，弧线轻刮 10 ～
20 次（作用：调节肝胆气机、疏散头部胆络蕴热）。

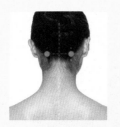
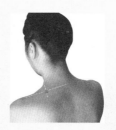
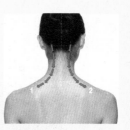

风池：在颈后区，枕骨之下，胸锁乳突肌上端与斜方肌上端之间的凹陷中。

肩井：在肩胛区，第7颈椎棘突与肩峰最外侧点连线的中点。

风池→肩井

（5）刮拭背部内侧足太阳膀胱经：心俞穴→肾俞穴，先左后右，直线轻刮法 10 ～ 20 次（作用：强心除烦、益肾补气、心肾相容）。

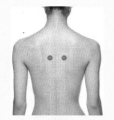
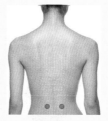
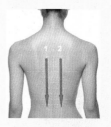

心俞：在脊柱区，第5胸椎棘突下，后正中线旁开 1.5 寸。

肾俞：在脊柱区，第2腰椎棘突下，后正中线旁开 1.5 寸。

心俞→肾俞

（6）刮拭上肢（先左后右）

🏹 a. 刮拭手少阴心经：少海穴→神门穴，直线轻刮 10 ～ 20 次（作用：理气安神、宣泄燥热）。

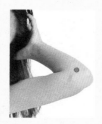
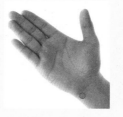
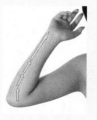

少海：在肘前区，横平肘横纹，肱骨内上髁前缘。

神门：在腕前区，腕掌侧远端横纹尺侧端，尺侧腕屈肌腱的桡侧缘。

少海→神门

b. 按揉手厥阴心包经上的内关穴 2 分钟（作用：宁心安神）。

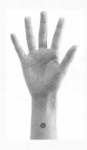

内关：在前臂前区，腕掌侧远端横纹上 2 寸，掌长肌腱与桡侧腕屈肌腱之间。

（7）刮拭下肢

a. 按揉足阳明胃经上的足三里穴 1 分钟（作用：扶正培元、升降气机）。

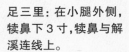

足三里：在小腿外侧，犊鼻下 3 寸，犊鼻与解溪连线上。

b. 刮拭足太阴脾经：阴陵泉穴→三阴交穴，直线轻刮 10 ～ 20次（作用：健脾和胃、下逆、安寝入眠）。

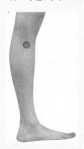
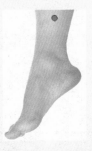
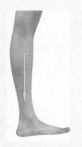

阴陵泉：在小腿内侧，胫骨内侧髁下缘与胫骨内侧缘之间的凹陷中。

三阴交：在小腿内侧，内踝尖上 3 寸，胫骨内侧缘后际。

阴陵泉→三阴交

（8）用干纸巾擦去多余的油，让患者穿衣服、喝温水，并注意保暖。退痧后方可再次刮痧。

3. 注意事项

体质虚弱的顽固性失眠禁用泻刮法刮拭。

一刮全头一身松，太阳风池脉络通。

二刮头顶四神聪，立马开始打瞌睡。

三刮风府到大椎，改善大脑把血供。

四刮风池至肩井，调节肝胆平息风。

五刮背上心肾俞，安神除烦心肾溶。

六刮少海奔神门，理气安神睡意浓。

七刮内关足三里，扶正培元提内功。

八刮阴陵三阴交，寝安入眠在梦中。

案 例

某女48岁，南京鼓楼区人。患有失眠多年，自述每天只能睡2～3小时，白天精神恍惚，昏昏欲睡，可就是无法入眠。通过学习刮痧，每周坚持刮拭颈部、背部及上下肢1次，且每天坚持刮拭全头、并按揉内关、神门和足三里穴。半年后，每晚能睡6～8小时，且自述只起夜1～2次，睡眠质量大有提高。

编者按：
刮痧可镇惊、强心、安神。

小贴士：
睡前可用热水泡脚。

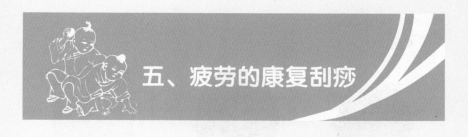

五、疲劳的康复刮痧

1. 疲劳的原因和表现

疲劳是现代人常见的综合征,包括机体疲劳和大脑疲劳两种。造成疲劳的原因与社会因素有关,由于社会急剧变革,高效率、快节奏的生活方式和激烈的竞争环境,沉重的家庭负担,使人们长期生活在心理和生理的超负荷运行状态中。过度地消耗了包括各类氨基酸、维生素、微量元素和热量等营养物质,容易致使体内营养失调,能量短缺,引起一系列的症状。中医认为气虚、血虚、脏腑元气亏损,精血不足,造成脏腑功能下降是引起一系列疲劳症状的原因。

过度疲劳会引起身体各系统的平衡失调,首先是记忆力减退、视力下降、头晕、烦躁不安、失眠、腰酸腿痛、精力不济等一系列不良精神和功能减退现象,进而可影响心脏、肝脏、肾脏等器官,诱发心脏病、肿瘤、糖尿病、消化道溃疡等疾病。

2. 刮痧程序

（1）患者取坐位或俯卧位,给刮痧板消毒。

（2）用热毛巾清洁所刮拭皮肤,涂油熨热。

（3）刮拭头部（作用:消除疲劳、提神醒脑、升阳固脱）

➤ a. 刮拭全头:按图示顺序,从前额发际至后发际,每条线弧线轻刮拭 10 ～ 30 次。

    b. 用按揉法轻刮百会穴、太阳穴各 1 分钟。

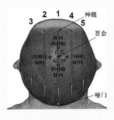
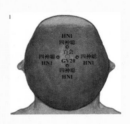
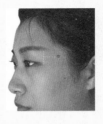

梳头法刮拭全头   百会：在头部，前发际正   太阳：在头部，眉梢
中直上 5 寸。注：折耳，   与目外眦之间，向后
两耳尖向上连线的中点。   约一横指的凹陷中。

（4）刮拭颈部

    a. 刮拭督脉：风府穴→大椎穴→身柱穴直线轻刮 10 ～ 20 次
（作用：散热祛邪、疏经活络）。

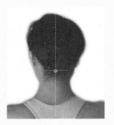
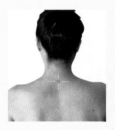

风府：在颈后区，枕外隆凸直   大椎：在脊柱区，第 7 颈椎棘
下，两侧斜方肌之间凹陷中。   突下凹陷中，后正中线上。

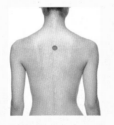
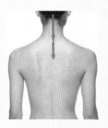

身柱：在脊柱区，第 3 胸椎   风府→大椎→身柱
棘突下凹陷中，后正中线上。

👆 b. 刮拭足太阳膀胱经：天柱穴→风门穴，先左后右，直线轻刮 10～20次（作用：疏通太阳经脉、改善脑供氧）。

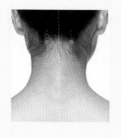

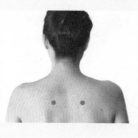

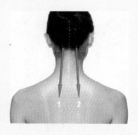

天柱：在颈后区，横平第2颈椎棘突上际，斜方肌外缘凹陷中。

风门：在脊柱区，第2胸椎棘突下，后正中线旁开1.5寸。

天柱→风门

👆 c. 刮拭足少阳胆经：风池穴→肩井穴，先左后右，弧线轻刮 10～20次（作用：舒筋活络、缓解颈部酸痛、消除疲劳）。

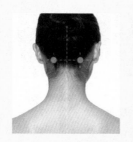

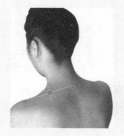

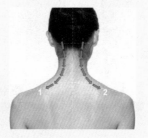

风池：在颈后区，枕骨之下，胸锁乳突肌上端与斜方肌上端之间的凹陷中。

肩井：在肩胛区，第7颈椎棘突与肩峰最外侧点连线的中点。

风池→肩井

（5）刮拭背部内侧足太阳膀胱经：心俞穴→肾俞穴，先左后右，直线轻刮法10～20次（作用：通经活络、松筋柔肌、调理气机、缓解腰背酸痛）。

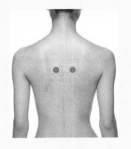
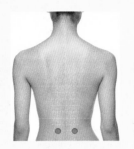
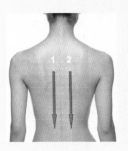

心俞：在脊柱区，第
5 胸椎棘突下，后正
中线旁开 1.5 寸。

肾俞：在脊柱区，第
2 腰椎棘突下，后正
中线旁开 1.5 寸。

心俞→肾俞

（6）刮拭下肢的足太阳膀胱经：承扶穴→委中穴→承山穴，直线
轻刮 10 ～ 20 次（作用：疏通太阳脉、通络散结、缓解下肢酸胀无力）。

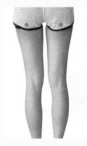
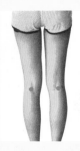
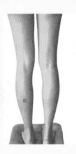
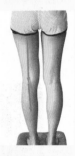

承扶：在股后区，
臀沟的中点。

委中：在膝后区，
腘横纹中点。

承山：在小腿后
区，腓肠肌两肌腹
与肌腱交角处。

承扶→承山

（7）用干纸巾擦去多余的油，让患者穿衣服、喝温水，并注意保暖。
退痧后方可再次刮痧。

3. 注意事项

（1）疲劳者多气血不足，体质虚弱，根据被刮者体质，严格掌握刮
拭的手法，以补法为主，重点穴位区可用平补平泻法做短时间刮拭。

（2）疲劳的刮痧调理时间，每次不超过 30 分钟。

全头梳理去疲劳，百会太阳醒脑神。

风府大椎到身柱，散热除邪可真能。

太阳改善脑供氧，要刮天柱下风门。

风池绕往肩井穴，疏经活络缓颈疼。

背后心俞至肾俞，松筋柔肌腰不沉。

承扶委中达承山，疏通太阳是根本。

疲劳底下藏百疾，久不去除病乃生。

注意休息不可劳，刮痧帮你找回根。

案例

某男，42岁，南京玄武区人，私企业主。长期工作日工作时间长达10小时以上，深感疲惫，2007年起开始出现记忆力减退、头晕、烦躁、腰酸等不适症状，2009年底愈加严重。2010年春，其妻参加刮痧班学习，随即开始每周为他进行刮痧调理。几乎每天为其刮拭头部，按揉百会、太阳、风池、肩井、委中、承山等穴位，每周还为他刮拭颈部、背腰部和腿部。同时要求他保证每天睡7小时以上。通过两个月的调理，该患者记忆力逐步增强，其他不适症状基本消除，精力充沛。

编者按：
秋季刮痧可解乏、活血、提神。

小贴士：
1. 经刮痧调理和饮食起居等综合调理后，疲劳症状仍不缓解者，应密切观察，定期体检，以便及时发现疾病。
2. 头部最好在白天刮拭，晚间重刮会引起神经兴奋影响睡眠。

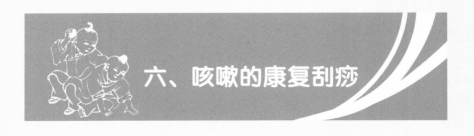

六、咳嗽的康复刮痧

1. 咳嗽的病因和表现

咳嗽是呼吸系统疾病的主要症状之一。根据其发病原因,可概括为外感咳嗽和内伤咳嗽两大类。

外感咳嗽起病急、病程短,伴随上呼吸道感染的症状,特点是咳嗽声重有力,咳痰稀薄或咳痰不爽,鼻塞流涕,全身痛,恶寒发热无汗。偏热者痰稠、咽苦;偏寒者痰稀。内伤咳嗽病程长,时轻时重,特点是阵阵咳嗽,咳时喘,自感痰滞咽喉咳之难出,咽干,痰量少质黏,胸闷作痛,口苦。

2. 刮痧程序

(1)患者取坐位或俯卧位,给刮痧板消毒。

(2)用热毛巾清洁所刮拭的皮肤,涂油熨热。

(3)刮拭背部

✎ a. 刮拭督脉:大椎穴→至阳穴,直线轻刮 10～20 次(作用:清热凉血、益气、润肺止咳)。

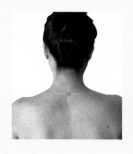 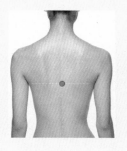 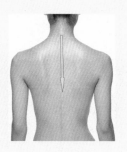

大椎：在脊柱区，第 7 颈椎棘突下凹陷中，后正中线上。

至阳：在脊柱区，第 7 胸椎棘突下凹陷中，后正中线上。

大椎→至阳

b. 刮拭内侧足太阳膀胱经：大杼穴→肺俞穴→肾俞穴，先左后右，直线轻刮 10 ～ 20 次（作用：宣肺解表、祛风散寒、化痰止咳）。

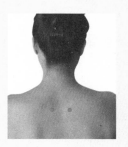 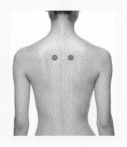

大杼：在脊柱区，第 1 胸椎棘突下，后正中线旁开 1.5 寸。

肺俞：在脊柱区，第 3 胸椎棘突下，后正中线旁开 1.5 寸。

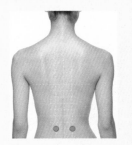 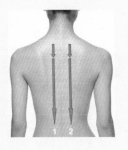

肾俞：在脊柱区，第 2 腰椎棘突下，后正中线旁开 1.5 寸。

大杼→肺俞→肾俞

（4）刮拭胸部

🪶 a. 刮拭任脉：天突穴→膻中穴，直线轻刮 10 ～ 20 次（作用：宽胸理气、宣肺消痰、止咳）。

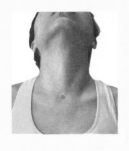

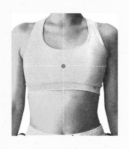

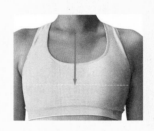

天突：在颈前区，胸骨上窝中央，前正中线上。

膻中：在胸部，横平第 4 肋间隙，前正中线上。

天突→膻中

🪶 b. 按揉手太阴肺经上的中府穴 1 分钟（作用：健脾补气、清泻肺热、止咳平喘）。

（5）刮拭上肢（先左后右）

🪶 a. 刮拭手太阴肺经：尺泽穴→列缺穴→鱼际穴→少商穴，直线轻刮 10 ～ 20 次（作用：宣肺利咽、化痰镇咳）。

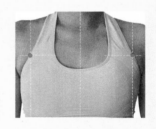

中府：在胸部，横平第 1 肋间隙，锁骨 下窝外侧，前正中线旁开 6 寸。

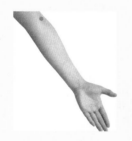

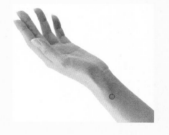

尺泽：在肘区，肘横纹上，肱二头肌腱桡侧缘凹陷中。

列缺：在前臂，腕掌侧远端横纹上 1.5 寸，拇短伸肌腱与拇长展肌腱之间，拇长展肌腱沟的凹陷中。

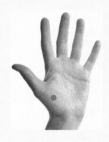

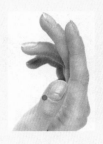

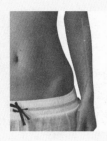

鱼际：在手外侧，第1掌骨桡侧中点赤白肉际处。

少商：在手指，拇指末节桡侧，指甲根角侧上方0.1寸（指寸）。

尺泽→列缺→鱼际→少商

🏃 b. 刮拭手阳明大肠经：曲池穴→合谷穴，直线轻刮10～20次（作用：清泻阳明、疏风化湿、解表止痛）。

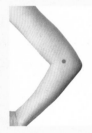

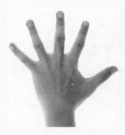

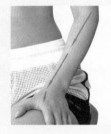

曲池：在肘区，尺泽与肱骨外上髁连线的中点处。

合谷：在手背，第2掌骨桡侧的中点。

曲池→合谷

（6）用干纸巾擦去多余的油，让患者穿衣服、喝温水，并注意保暖。退痧后方可再次刮痧。

3. 注意事项

咳嗽后注意防寒保暖，避免过度疲劳，以免症状加重。

督脉大椎到至阳,益气润肺把血凉。

大杼肺俞下肾俞,祛风散寒助肾阳。

任脉天突奔膻中,降逆化湿还宽胸。

尺泽列缺宣肺气,止咳平喘泻火强。

鱼际少商解表热,通调血脉来担当。

曲池合谷清阳明,疏风醒脑很在行。

咳嗽千万别大意,刮痧同时也就医。

诺无大病刮一刮,一周之内就健康。

案 例

某男,17岁,南京秦淮区人,学生。2010年秋出现咳嗽、少痰,一连几天不见好转。其母正在参加刮痧学习,回家为他刮拭背部、胸部、上肢,并按揉风门、肺俞、膻中、中府、鱼际等穴位,咳嗽即止。

编者按：
秋季刮痧调肺、润肺、濡肠、生津、去燥、化痰止咳。

小贴士：
普通咳嗽病程一般 5～7 天,若持续时间较长,建议采取其他方法进行配合康复治疗。

七、哮喘的康复刮痧

1. 哮喘的病因和表现

哮喘证是一种发作性痰鸣气喘疾患,以呼吸急促,咳间哮鸣为特征。哮证的发作,多骤然起病,亦可有先兆症状,如鼻喉作痒,喷嚏,胸中不适,继而发作明显,逐渐呼吸困难,呼气延长,喉中痰鸣,痰黏量少,咳吐不利,甚则张口抬肩,目胀睛突,不能平卧,伴烦躁不安,面色苍白等症状,此时若能将黏痰畅利咳出,痰鸣气喘可随之缓解。主要是由于外感风寒暑湿之邪,饮食酸、咸、甘、肥等品,或恼怒气逆,劳倦过度,使肺气的升降发生逆乱,痰升气阻,肺气通畅不利而发生,以及病后的虚弱等方面。

哮喘是一种常见的反复发作性的呼吸系统疾病。哮和喘常相伴发生,难以严格划分,故称为哮喘。引起哮喘的原因有多种,一般常见的有以下几种:

病毒或细菌感染:如感冒、流感、支气管炎等;

运动:主要是运动时过度通气,呼吸道黏膜散热过多,使呼吸道内温度降低的原因;

环境污染:吸烟排出的烟雾、工业废气以及强烈的气味等都会对呼吸道产生刺激作用,进而引发哮喘;

气象条件:哮喘的发作与季节有关,主要是某些气象条件会诱发或加重哮喘,如干冷的冬天是哮喘的多发季节;

物质过敏：过敏型体质者在接触到某些致敏源后有可能引发哮喘，常见的引起过敏的因素主要有食物、药物、宠物等；

情绪：不良的情绪会促使机体释放组胺、缓激肽和慢性反应物质，引起肺部血管扩张，毛细血管通透性增加和支气管平滑肌痉挛，从而引起哮喘。

支气管哮喘、喘息性慢性支气管炎、阻塞性肺气肿，以及其他疾病所见的呼吸困难皆可照此刮痧治疗。

2. 刮痧程序

（1）患者取坐位或俯卧位，给刮痧板消毒。

（2）用热毛巾清洁所刮拭的皮肤，涂油熨热。

（3）刮拭背部

a. 刮拭督脉：大椎穴→脊中穴，直线轻刮 10 ～ 20 次（作用：升阳、益气补肾、散寒）。

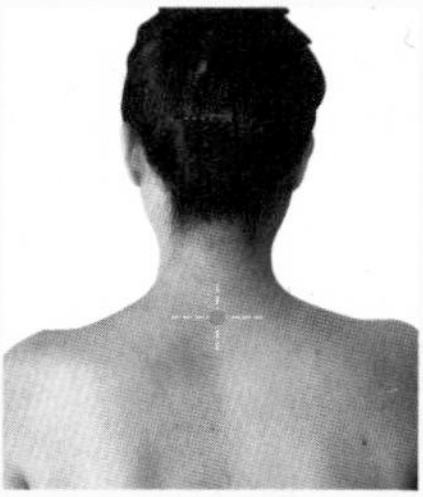

大椎：在脊柱区，第7颈椎棘突下凹陷中，后正中线上。

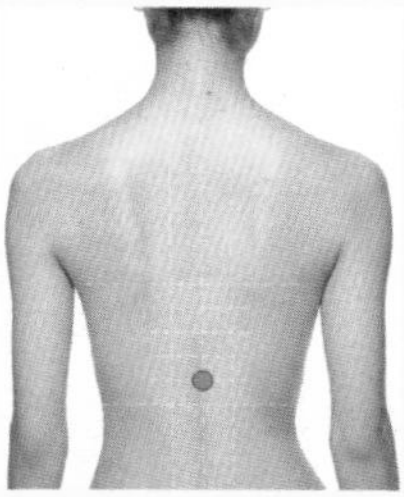

脊中：在脊柱区，第11胸椎棘突下凹陷中，后正中线上。

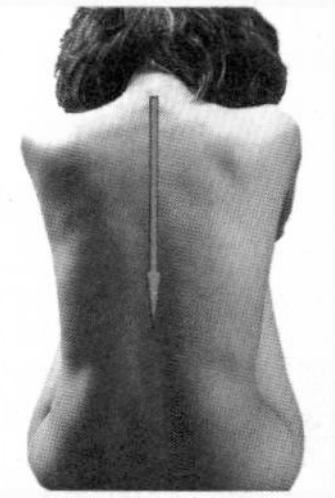

大椎→脊中

b. 刮拭内侧足太阳膀胱经：风门穴→肺俞穴→肾俞穴，先左后右，应上而下直线重刮法 10 ～ 20 次（作用：祛风散寒、宣肺平喘）。

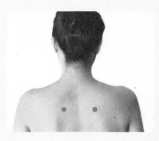

风门：在脊柱区，第
2 胸椎棘突下，后正
中线旁开 1.5 寸。

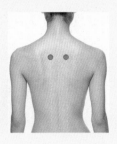

肺俞：在脊柱区，第
3 胸椎棘突下，后正
中线旁开 1.5 寸。

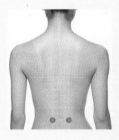

肾俞：在脊柱区，第
2 腰椎棘突下，后正
中线旁开 1.5 寸。

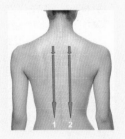

风门→肺俞→肾俞

（4）刮拭胸部任脉：天突穴→膻中穴，直线轻刮 10 ～ 20 次（作
用：宣肺解表、宽胸顺气、止咳平喘）。

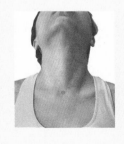

天突：在颈前区，胸骨
上窝中央，前正中线上。

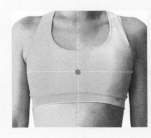

膻中：在胸部，横平第 4 肋
间隙，前正中线上。

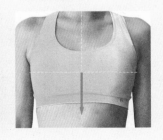

天突→膻中

（5）刮拭上肢的手太阴肺经：尺泽穴→列缺穴,直线轻刮 10 ～ 20 次（作用：益气润肺、降逆、止咳平喘）。

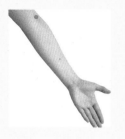 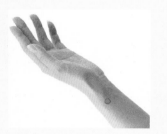 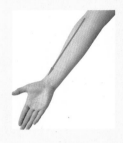

尺泽：在肘区,肘横纹上,肱二头肌腱桡侧缘凹陷中。

列缺：在前臂,腕掌侧远端横纹上 1.5 寸,拇短伸肌腱与拇长展肌腱之间,拇长展肌腱沟的凹陷中。

尺泽→列缺

（6）刮拭下肢双侧胃经：足三里穴→丰隆穴,直线重边刮法 10 ～ 20 次。

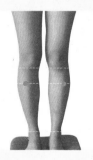 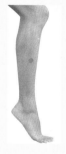 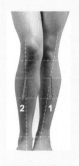

足三里：在小腿外侧,犊鼻下 3 寸,犊鼻与解溪连线上。

丰隆：在小腿外侧,外踝尖上 8 寸,胫骨前肌的外缘。

足三里→丰隆

（7）用干纸巾擦去多余的油,让患者穿衣服、喝温水,并注意保暖。退痧后方可再次刮痧。

3. 注意事项

（1）哮喘的有效预防措施：控制饮食、环境、情绪，避开过敏源，避免冷空气等。

（2）哮喘时若持续时间较长，建议采取其他方法进行配合康复治疗。

> 督脉大椎到脊中，定喘就在大椎旁。
> 风门肺俞下肾俞，疏散风寒平喘良。
> 天突膻中能止咳，宣肺解表气顺畅。
> 尺泽列缺润肺脏，三里丰隆体质强。

案 例

某男，19岁，南京六合区大厂人，学生。有多年哮喘病史，每年冬春两季都会复发，严重影响学习。其父非常焦虑，到处求医问药，效果均不明显。根据中医冬病夏治的原则，2011年夏，利用夏天暑热，对该男进行刮痧调理。每周刮拭背三阳、胸部及上肢，每天还配合药物熏蒸。当年秋、冬来临时，没有复发哮喘，学习成绩有显著提高。次年顺利考上大学。

编者按：
秋季刮痧生津温肾、止咳、平喘止哮。

小贴士：
家有哮喘患者，不宜在室内饲养宠物。

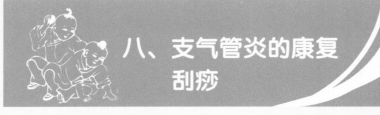

八、支气管炎的康复刮痧

1. 支气管炎的病因和表现

支气管炎主要原因为病毒和细菌的重复感染形成了支气管的慢性非特异性炎症。当气温骤降、呼吸道小血管痉挛缺血、防御功能下降等原因都可致病；烟雾粉尘、污染大气等慢性刺激亦可发病；吸烟使支气管痉挛、黏膜变异、纤毛运动降低、黏液分泌增多有利感染；过敏因素也与发病有一定关系。

支气管炎是指气管、支气管黏膜及其周围组织的非特异性炎症。多数是由细菌或病毒感染引起的，根据流行病学的调查，主要为鼻病毒、合胞病毒、流感病毒及风疹病毒等。较常见的细菌为肺炎球菌、溶血性链球菌、葡萄球菌、流感杆菌、沙门菌属和白喉杆菌等。此外，气温突变、粉尘、烟雾和刺激性气体也能引起支气管炎。临床上以咳嗽、咳痰或伴有喘息及反复发作为特征。又分慢性支气管炎和急性支气管炎两种。急性支气管炎以流鼻涕、发热、咳嗽、咳痰为主要症状，并有咽声音嘶哑、喉痛、轻微胸骨后摩擦痛。初期痰少，呈黏性，以后变为脓性。烟尘和冷空气等刺激都能使咳嗽加重。慢性支气管炎主要表现为长期咳嗽，特别是早晚咳嗽加重。如果继发感染则发热、怕冷、咳脓痰。秋冬季，是此病的高发季节。

（1）患者取坐位或俯卧位，给刮痧板消毒。

（2）用热毛巾清洁所刮拭的皮肤，涂油熨热。

（3）刮拭背部

🐍 a. 刮拭督脉：大椎穴→至阳穴，直线轻刮 10～20 次（作用：清热泄邪、调畅脏腑气血）。

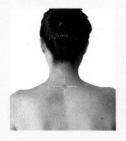

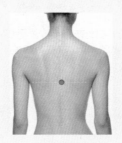

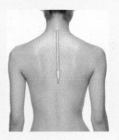

大椎：在脊柱区，第 7 颈椎棘突下凹陷中，后正中线上。

至阳：在脊柱区，第 7 胸椎棘突下凹陷中，后正中线上。

大椎→至阳

🐍 b. 刮拭足太阳膀胱经：风门穴→肾俞穴，先左后右，直线轻刮 10～20 次（作用：温补肾阳、散寒解表、止咳）。

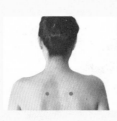

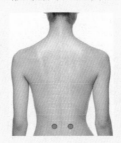

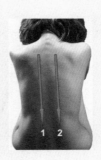

风门：在脊柱区，第 2 胸椎棘突下，后正中线旁开 1.5 寸。

肾俞：在脊柱区，第 2 腰椎棘突下，后正中线旁开 1.5 寸。

风门→肾俞

（4）刮拭胸部

🐾 a. 刮拭任脉：天突穴→膻中穴，直线轻刮 10 ～ 20 次（作用：理气化痰、降逆止咳）。

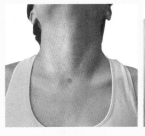 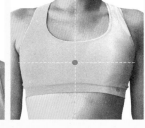 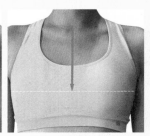

天突：在颈前区，胸骨上
窝中央，前正中线上。

膻中：在胸部，横平第
4 肋间隙，前正中线上。

天突→膻中

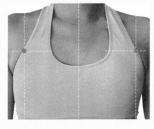

中府：在胸部，横平第 1 肋
间隙，锁骨下窝外侧，前正
中线旁开 6 寸。

🐾 b. 弧线刮拭手太阴肺经上的中府穴 10 ～ 20 次（先左后右，作用：宣肺清热、止咳利咽）。

（5）刮拭上肢的手太阴肺经：尺泽穴→列缺穴→鱼际穴→少商穴，直线轻刮 10 ～ 20 次（作用：疏通肺脉、宣发解表、润肺止咳、利咽）。

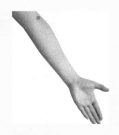 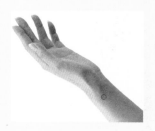

尺泽：在肘区，肘横纹上，肱
二头肌腱桡侧缘凹陷中。

列缺：在前臂，腕掌侧远端横纹上
1.5 寸，拇短伸肌腱与拇长展肌腱
之间，拇长展肌腱沟的凹陷中。

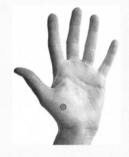
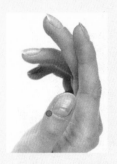
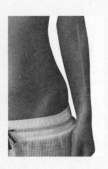

鱼际：在手外侧，第1掌骨桡侧中点赤白肉际处。

少商：在手指，拇指末节桡侧，指甲根角侧上方0.1寸（指寸）。

尺泽→列缺→鱼际→少商

（6）用干纸巾擦去多余的油，让患者穿衣服、喝温水，并注意保暖。退痧后方可再次刮痧。

3. 注意事项

（1）预防感冒：避免感冒，能有效地预防慢性支气管炎的发生或急性发作。

（2）如果患者出现呼吸困难，嘴唇，指甲发紫，下肢水肿，神志恍惚，嗜睡，要及时送医院治疗，不可耽误。

遇见老慢支，刮痧助康复。

大椎下至阳，清热调脏腑。

风门到肾俞，止咳把肾补。

天突至膻中，理气痰化无。

弧线刮中府，脾肺有帮助。

尺泽奔少商，列缺鱼际过。

解表利咽喉，宣肺祛邪火。

冬病夏调理，年底享清福。

案　例

某女，46岁，南京六合区大厂人，下岗失业人员。患有多年老慢支，平时注重保暖，生怕受凉，且一年四季都在吃药。尽管如此，凡气温变化较大时，仍会诱发支气管炎。自从参加了刮痧学习。学员们在相互刮痧实践中，为她每周刮拭背部、胸部和上肢。学习班结束后，她们一直坚持相互刮痧。回访发现未曾复发。

编者按：
秋季刮拭肺经润肺、强津、止咳。

小贴士：
支气管炎患者不可被动吸烟。

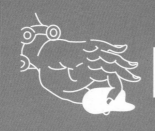

PART 5 冬季刮痧

寒为冬季主气,与肾水相应。寒病多发于冬季,也可见于其他季节。

寒邪为病,其病特征是:寒为阴邪,易伤阳气。故寒邪致病,全身或局部有明显的寒象。寒胜则痛,所以疼痛为寒症的重要特征之一。因寒则气收,故其病有毛窍闭塞、气孔收敛、筋脉拘急。

冬季养生的重要原则是"养肾防寒"。肾是人体生命的原动力,肾气旺,生命力强,机体才能适应严冬的变化。

冬季刮痧驱寒、温肾、壮骨、止痛。

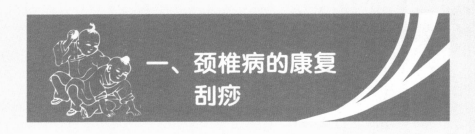

一、颈椎病的康复刮痧

1. 颈椎病的病因和表现

颈椎病又称"颈椎综合征"，多见于伏案工作者，或是缝纫、编织者，以及坐姿不良者，表现为颈椎骨骼关节病变（如颈椎骨质增生、颈椎间盘脱出）、周围软组织发生病变等一系列综合征。本病常发生于30～60岁人群。其病变表现为：

（1）头颈活动受限，或有时有疼痛感及僵硬、遇寒加重、怕冷、全身酸楚。

（2）当颈部后仰、左右平旋转头颈时，会引起眩晕、视力模糊、视力减弱、偏头痛、耳鸣等。这些是颅内供血不足引起的后脑缺血者和椎管狭窄者所表现的症状。

（3）重者可导致肢体酸软无力、瘫痪、大小便失禁，甚至危及生命。

2. 刮痧程序

（1）患者取坐位。

（2）用酒精棉球消毒刮痧板。

（3）用热毛巾清洁所刮拭部位的皮肤，涂油、熨热。

（4）刮拭颈部

a. 刮拭督脉：风府穴→大椎穴，直线轻刮 10 ～ 20 次（作用：舒筋活络、解瘀散结）。

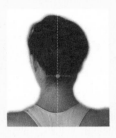

风府：在颈后区，枕外隆凸直下，两侧斜方肌之间凹陷中。

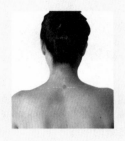

大椎：在脊柱区，第 7 颈椎棘突下凹陷中，后正中线上。

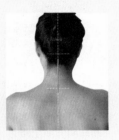

风府→大椎

b. 刮拭足太阳膀胱经：天柱穴→风门穴，先左后右，直线轻刮 10 ～ 20 次（作用：通经活络、化瘀止痛、松解粘连）。

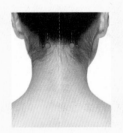

天柱：在颈后区，横平第 2 颈椎棘突上际，斜方肌外缘凹陷中。

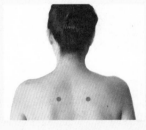

风门：脊柱区，第 2 胸椎棘突下，后正中线旁开 1.5 寸。

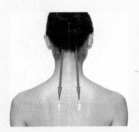

天柱→风门

c. 刮拭足少阳胆经：风池穴→肩井穴，先左后右，弧线刮 10 ～ 20 次（作用：舒筋通络、软坚散结、缓解酸痛）。

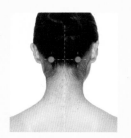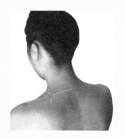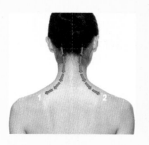

风池：在颈后区，枕骨之下，胸锁乳突肌上端与斜方肌上端之间的凹陷中。

肩井：在肩胛区，第7颈椎棘突与肩峰最外侧点连线的中点。

风池→肩井

（5）上肢的刮拭手阳明大肠经：肩髃穴→曲池穴→偏历穴→合谷穴，先左后右，直线边刮10～20次（作用：清阳明之热、散瘀活血、止痛）。

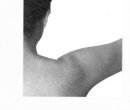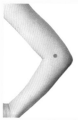

肩髃：在三角肌区，肩峰外侧缘前端与肱骨大结节两骨间凹陷中。

曲池：在肘区，尺泽与肱骨外上髁连线的中点处。

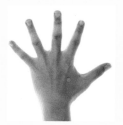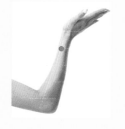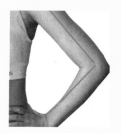

合谷：在手背，第2掌骨桡侧的中点。

偏历：阳溪至曲池连线的下1/4与上3/4的交点处。

肩髃→曲池→偏历→合谷

（6）用干纸巾擦去多余的油，让患者穿衣服、喝温水，并注意保暖。退痧后方可再次刮痧。

3. 注意事项

（1）俯卧部颈部刮痧，不应过久，以10分钟为宜。心肺功能不好者，应避免该体位。

（2）颈部刮痧，多采用坐位保健。

（3）注意保暖，避免风湿，平时加以颈部锻炼。

> 颈部刮痧五条线，督脉就在正中间。
>
> 外有胆经膀胱经，舒筋活络散瘀结。
>
> 清泻阳明又活血，肩髃刮到合谷穴。
>
> 颈椎平时要锻炼，远离风寒湿三邪。

案 例

某女，44岁，南京六合区大厂人。颈椎痛3年，体检X光片显示颈3～颈6增生，且压迫神经，上肢有麻木、酸楚等症状。参加刮痧班学习后，通过刮痧调理，颈痛明显减轻。

编者按：	小贴士：
冬季刮痧伸筋、镇痛。	1. 对颈部僵硬、落枕、慢性劳损、肩背痛上肢痛、头晕、头痛等效果尤其明显，若配合拔罐、艾灸效果更佳。 2. 经常刮颈部，可舒筋活血，疏风散寒。

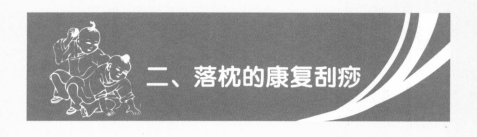

二、落枕的康复刮痧

1. 落枕的病因和表现

落枕（又称失枕）是指患者颈项部有强痛、活动受障碍的一种病症。本病多见于成人，儿童少见。临床表现通常是早晨起床后头颈部强直，或头部向一侧歪斜，前后左右活动不便、活动受限。患部一侧酸楚疼痛，并向同侧肩部及上肢扩散。

落枕的病因主要有以下三个方面：

（1）肌肉扭伤：夜间睡眠姿势不良，头颈长时间处于过度偏转的位置；或因睡眠时枕头不合适，过高、过低或过硬，使头颈处于过伸或过屈状态，均可引起颈部一侧肌肉紧张，使颈椎小关节扭错，时间较长即可发生静力性损伤，使伤处肌筋强硬不和，气血运行不畅，局部疼痛不适，动作明显受限等。

（2）感受风寒：睡眠时受寒，盛夏贪凉，使颈背部气血凝滞，筋络痹阻，以致僵硬疼痛，动作不利。

（3）颈部外伤：可导致肌肉保护性收缩以及关节扭挫，加之睡眠时颈部姿势不良，气血壅滞，筋脉拘挛，也可导致本病。

2. 刮痧程序

（1）患者取坐位。

（2）用酒精棉球消毒刮痧板。

（3）用热毛巾清洁所刮拭部位的皮肤，涂油熨热。

（4）刮拭颈部

🖌 a. 刮拭督脉：风府穴→大椎穴，直线轻刮 10 ～ 20 次（作用：疏风散结、通络化瘀）。

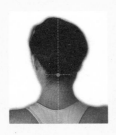

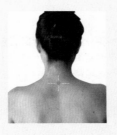

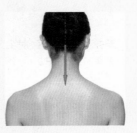

风府：在颈后区，枕外隆凸直下，两侧斜方肌之间凹陷中。

大椎：在脊柱区，第 7 颈椎棘突下凹陷中，后正中线上。

风府→大椎

🖌 b. 刮拭足少阳胆经：风池穴→肩井穴，先刮健侧，弧线刮 10 ～ 20 次（作用：疏风通络、解痉止痛）。

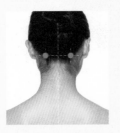

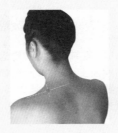

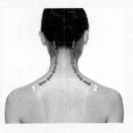

风池：在颈后区，枕骨之下，胸锁乳突肌上端与斜方肌上端之间的凹陷中。

肩井：在肩胛区，第 7 颈椎棘突与肩峰最外侧点连线的中点。

风池→肩井

（5）刮拭上肢（先左后右）

🖌 a. 刮拭手少阳三焦经：天井穴→外关穴，直线轻刮 10 ～ 20 次（作用：通理三焦、解痉祛风、散寒湿之邪）。

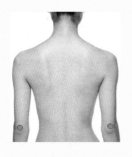
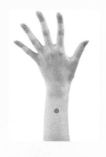
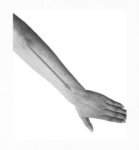

天井：在肘后区，肘尖上1寸凹陷中。

外关：在前臂后区，腕背侧远端横纹上2寸，尺骨与桡骨间隙中点。

天井→外关

🌿 b. 刮拭手太阴肺经：尺泽穴→列缺穴，直线轻刮10～20次（作用：宣肺镇痛、清头面之寒湿）。

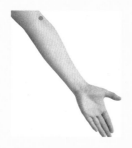
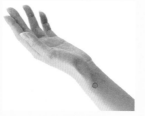
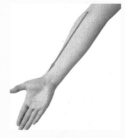

尺泽：在肘区，肘横纹上，肱二头肌腱桡侧缘凹陷中。

列缺：在前臂，腕掌侧远端横纹上1.5寸，拇短伸肌腱与拇长展肌腱之间，拇长展肌腱沟的凹陷中。

尺泽→列缺

🌿 c. 按揉对侧落枕穴3～5分钟。

（6）用干纸巾擦去多余的油、穿衣服、喝温水，注意保暖，退痧后方可刮痧。

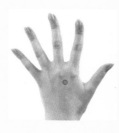

落枕穴：在手背侧，当第二、第三掌骨之间，掌指关节后约0.5寸处。

3. 注意事项

（1）注意保暖,避免风湿,平时加以颈部锻炼。
（2）选择高度合适的枕头,以免拉伤颈部肌肉。

落枕小疾很不适,刮痧见效在当日。

颈部先把健侧刮,再刮患侧很松弛。

上肢肺经三焦经,疏风镇痛祛寒湿。

最后按揉落枕穴,疼痛立马就消失。

案 例

某女,56岁,南京江宁区人。早上一觉醒来,顿感不适,头不能向左侧旋转,右手自然下垂时也有牵扯感,痛苦不堪,立刻前往某刮痧会所进行调理。经过颈部、上肢的刮拭,头颈已经能旋转自如。次日,仍然有一点酸痛感,为她按揉风池、肩井、天宗和落枕穴后,自觉轻松许多。第三天,不适感完全消除。

编者按:
冬季刮痧解痉、祛寒湿。

小贴士:
对颈部僵硬、慢性劳损、肩背痛上肢痛、头晕、头痛等也有明显效果,若配合拔罐、艾灸效果更佳。

三、肩周炎的康复刮痧

1. 肩周炎的病因和表现

肩周炎又称"肩关节周围炎"，是肩关节肌腱、韧带等软组织发生病变。患者肩关节僵硬、活动受限、局部酸胀、沉重、麻痛、遇寒加重、日轻夜重，临床称"漏风肩""冻结肩"或"五十肩"，女性多于男性。其病情表现为：

（1）肩部有压痛点，和关节活动不利，睡觉时不能压迫痛肩处，后期表现为肩关节粘连。

（2）提物无力、穿衣、脱衣、梳头、倒水、洗脸等动作难以完成，甚至手臂不能高举、外展、后伸。

（3）日久可能发生肌肉萎缩，这些都是肩关节处粘连所引起。

2. 刮痧程序

（1）患者取坐位或俯卧位、侧卧位。

（2）用酒精棉球消毒刮痧板。

（3）用热毛巾清洁所刮拭部位的皮肤，涂油熨热。

（4）刮拭肩部

☙ a. 刮拭督脉：风府穴→灵台穴，直线轻刮 10～20 次，棘突明显者或瘦弱者应采用按揉刮法，即用刮痧板棱角围绕每个棘突刮拭 3～

5 圈，再在每个棘突之间按揉 3 ～ 5 秒（作用：通阳散寒、解表止痛）。

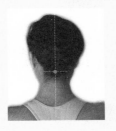

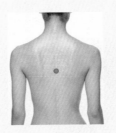

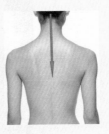

风府：在颈后区，枕外隆凸直下，两侧斜方肌之间凹陷中。

灵台：在脊柱区，第6 胸椎棘突下凹陷中，后正中线上。

风府→灵台

🐾 b. 刮拭足太阳膀胱经：天柱穴→督俞穴，先左后右，直线重刮 10 ～ 20 次（作用：温通太阳脉经气、松筋止痛、滑利关节）。

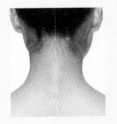

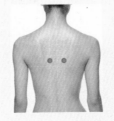

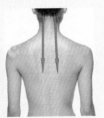

天柱：在颈后区，横平第 2 颈椎棘突上际，斜方肌外缘凹陷中。

督俞：在脊柱区，第6 胸椎棘突下，后正中线旁开 1.5 寸。

天柱→督俞

🐾 c. 刮拭肩上部：风池穴→肩井穴→肩髃穴，先左后右，弧线重刮 10 ～ 20 次（作用：疏经活络、理气、松筋止痛、滑利关节）。

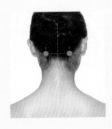

风池：在颈后区，枕骨之下，胸锁乳突肌上端与斜方肌上端之间的凹陷中。

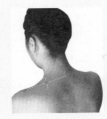

肩井：在肩胛区，第 7 颈椎棘突与肩峰最外侧点连线的中点。

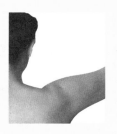

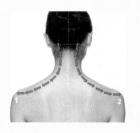

肩髃：在三角肌区，肩峰外侧缘前
端与肱骨大结节两骨间凹陷中。

风池→肩井→肩髃

d. 刮拭肩胛骨（作用：疏经活络、松解肌群粘连）

①刮拭肩胛骨内侧缘：先左后右，由上向下，直线加弧线刮10～20次。

②刮拭肩胛冈的上、下缘：先左后右，由内向外，直线刮10～20次。

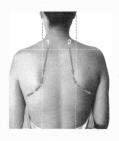

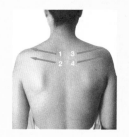

刮拭肩胛骨的内侧缘

刮拭肩胛冈上、下缘

e. 刮拭肩关节周围（作用：疏经活络、活血化瘀、减轻粘连、滑利关节）

①刮拭腋前、后线：先左后右，从肱骨头内下方，由上向下刮至腋下，弧线轻刮10～20次。

②刮拭肩关节外侧三角肌：从肩峰刮至上臂三角肌下方，分前、中、后3条线，先中间再两边，直线重刮10～20次。

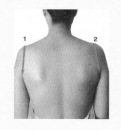
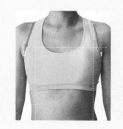
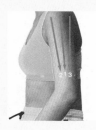

刮拭腋后线　　　　　　刮拭腋前线　　　　　　刮拭三角肌

（5）用干纸巾擦干多余的油，让患者穿衣服、喝温水，并注意保暖。退痧后方可再次刮痧。

3. 注意事项

（1）肩痛刮痧效果较好，但要排除肿瘤、外伤、骨折、脱臼等。

（2）如果肩关节已产生粘连、肌肉萎缩，最好再配上拔罐和艾灸，效果更佳。

（3）注意肩部保暖，避免风寒。平时加以锻炼效果更佳。

（4）俯卧位，胸闷、气短、哮喘不宜太久，以 10 分钟为宜，有严重心、肺功能不好者，应避免俯卧位。

督脉风府下灵台，通阳散寒解表来。

天柱督俞膀胱经，温通经气太阳脉。

风池肩井到肩髃，松筋止痛利关节。

肩周围加三角肌，解开粘连除病灾。

　　某女，52岁，南京江宁区人。患肩周炎多年，右边比较严重，右上肢外展、前后伸都不能达到和超过90°，已给生活带来不便。经人介绍，前去某刮痧会所进行调理，每周一次。首次调理后就觉得一身轻松。从第二次起，不仅每次都要为她刮拭肩部，还进行大量肩关节被动运动，并督促她主动锻炼。半年后，该女右上肢上举可达180°，后伸超过90°，日常生活已经没有问题。

编者按：
冬季刮痧调筋骨、祛瘀滞、利关节。

小贴士：
1. 如肩背经过几次调理无明显效果，应到医院进一步检查是否存在其他脏腑问题。
2. 常刮拭肩部，祛风散寒、疏筋利节、温经利湿、通络散结、解除疲劳之功效。

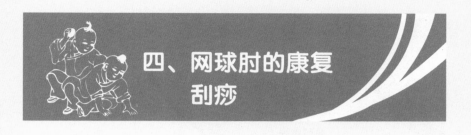

四、网球肘的康复刮痧

1. 网球肘的病因和表现

网球肘又称"肱骨外上髁炎"(也叫"肱桡骨滑囊炎"),中医属"伤筋""筋痹"范畴。但本病并非属运动员独有,家庭主妇、瓦工、木工及反复用肘和腕用力者、臂膀前后旋转者都有发生,这是对肘部慢性损伤的疾病。

其病情表现为:

(1)肘后外侧关节疼痛、酸痛、刺痛,如进行扫地、拖地、拧衣服、倒水、推车等动作疼痛更为剧烈,有胀痛、提或握物无力感。

(2)患者四肢活动多,遇寒酸痛加重、休息后减轻。

2. 刮痧程序

(1)患者取坐位或仰卧位、侧卧位均可。

(2)消毒刮痧板,热毛巾清洁所刮拭部位的皮肤,涂油、熨热。

(3)刮拭上肢(先左后右)

🔖 a. 刮拭手阳明大肠经:手五里穴→曲池穴→手三里穴→合谷穴,直线轻刮 10 ～ 20 次,并按揉曲池穴、手三里穴各 3 分钟(作用:清泻阳明邪热、理筋活络、解痉)。

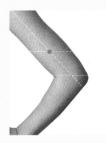

手五里：在臂部，肘横纹上3寸，曲池与肩髃连线上。

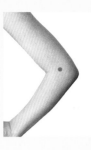

曲池：在肘区，尺泽与肱骨外上髁连线的中点处。

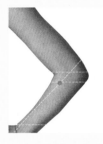

手三里：在前臂，肘横纹下2寸，阳溪与曲池连线上。

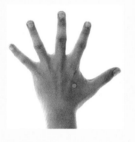

合谷：在手背，第2掌骨桡侧的中点。

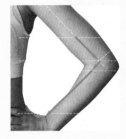

手五里→曲池→手三里→合谷

b. 刮拭手太阳小肠经：小海穴→支正穴，直线轻刮10～20次（作用：化湿清瘀、滑利关节）。

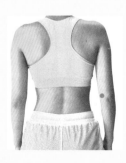

小海：在肘后区，尺骨鹰嘴与肱骨内上髁之间凹陷中。

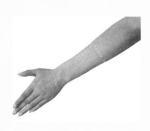

支正：在前臂后区，腕背侧远端横纹上5寸，尺骨尺侧与尺侧腕屈肌之间。

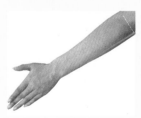

小海→支正

c. 刮拭手太阴肺经：侠白穴→尺泽穴→孔最穴，直线轻刮 10 ～ 20 次（作用：通络活血、散瘀止痛）。

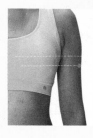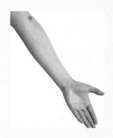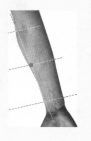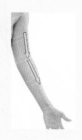

侠白：在臂前区，腋前纹头下 4 寸，肱二头肌桡侧缘处。

尺泽：在肘区，肘横纹上，肱二头肌腱桡侧缘凹陷中。

孔最：在前臂前区，腕掌侧远端横纹上 7 寸，尺泽与太渊连线上。

侠白→尺泽→孔最

d. 刮拭手厥阴心包经：曲泽穴→内关穴，直线轻刮 10 ～ 20 次（作用：通利经阳之脉、温阳养血、活血止痛）。

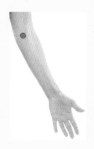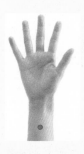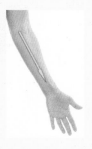

曲泽：在肘前区，肘横纹上，肱二头肌腱的尺侧缘凹陷中。

内关：在前臂前区，腕掌侧远端横纹上 2 寸，掌长肌腱与桡侧腕屈肌腱之间。

曲泽→内关

e. 刮拭手少阴心经：青灵穴→少海穴，直线轻刮 10 ～ 20 次（作用：理气、活血化瘀、解痉止痛）。

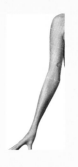
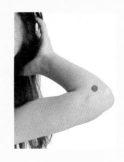
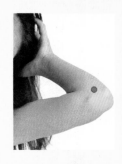

青灵：在臂前区，肘   少海：在肘前区，   青灵→少海
横纹上3寸，肱二   横平肘横纹，肱骨
头肌的内侧沟中。   内上髁前缘。

（5）用干纸巾擦去多余的油，让患者穿衣服、喝温水，并注意保暖。
退痧后方可再次刮痧。

3. 注意事项

（1）肘部红肿、积液者，局部不宜刮拭。

（2）避免肘部受寒湿，过度用力。

> 五里曲池泄阳明，三里合谷解筋痉。
>
> 小海正支利关节，化湿清瘀利血行。
>
> 侠白尺泽到孔最，通络活血又止痛。
>
> 曲泽内关利阳经，温阳养血就是灵。
>
> 青灵少海能理气，两穴先得真用心。
>
> 运动不可太过量，远离寒湿免发病。

　　某男，28 岁，南京栖霞区人，木工。2011 年秋在工作中突然右肘关节有撕裂样疼痛，即刻不能动弹，立即就医。X 线报告，未见骨折。后去某刮痧会所调理，每周一次，并叮嘱他每天按揉曲池、手三里、小海、少海穴各 1～2 分钟。三周后痊愈。

编者按：

冬季刮痧通经脉、增肘力。

小贴士：

1. 休息为主，不能做剧烈运动。
2. 肘部刮痧，舒筋活血、温经散寒、滑利关节。

五、腰痛的康复刮痧

1. 腰痛的病因和表现

腰痛是指一侧或两侧腰部疼痛,腰部肌肉、韧带、筋膜等软组织慢性损伤,时轻时重,感受寒湿,湿热或肾虚体弱,气滞血瘀所致,受凉或阴雨时加重,本病反复发作、缠绵不愈、背腰部软组织慢性劳损或风湿等外邪的侵袭引起。

其病情表现为:

（1）自觉腰部僵硬、酸痛、肿痛、沉重、寒凉、刺痛等有时疼痛放射至下肢、腰部活动受限。

（2）不能后仰、前屈、下蹲等活动受限。

2. 刮痧程序

（1）患者取俯卧位或站立位。

（2）消毒刮痧板,用热毛巾清洁所刮拭部位的皮肤,涂油、熨热。

（3）刮拭腰骶部

a. 刮拭督脉:脊中穴→长强穴,直线轻刮 10 ～ 20 次。棘突明显者或瘦弱者,应采用按揉刮法,即用刮痧板棱角围绕每个棘突刮拭 3 ～ 5 圈,再在每个棘突之间按揉 3 ～ 5 秒(作用:温通阳经之气血、强腰壮骨)。

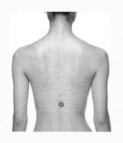
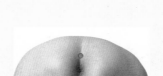
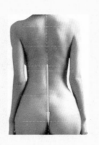

脊中：在脊柱区，第
11 胸椎棘突下凹陷
中，后正中线上。

长强：在会阴区，尾
骨下方，尾骨端与肛
门连线的中点处。

脊中→长强

🐾 b. 刮拭内侧足太阳膀胱经：肾俞穴→次髎穴，先左后右，直线重
刮 10 ～ 20 次（作用：温补肾阳、强骨、舒筋解痉）。

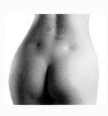
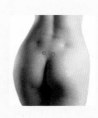
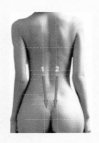

肾俞：在脊柱区，第 2 腰椎棘
突下，后正中线旁开 1.5 寸。

次髎：在骶区，正
对第 2 骶后孔中。

肾俞→次髎

🐾 c. 刮拭外侧足太阳膀胱经：志室穴→秩边穴，先左后右，直线重
刮 10 ～ 20 次（作用：舒筋活络、活血化瘀、益肾补气、调达气机、止痛）。

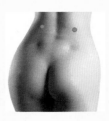
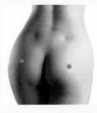
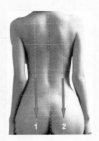

志室：在腰区，第 2 腰椎棘
突下，后正中线旁开 3 寸。

秩边：在骶区，横平第 4 骶
后孔，骶正中嵴旁开 3 寸。

志室→秩边

（4）刮拭下肢（先左后右）

🕊 a. 刮拭足太阳膀胱经：承扶穴→委中穴→承山穴，直线重刮 10 ～ 20 次（作用：舒筋活络、活血化瘀、止痛）。

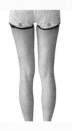 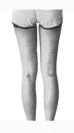 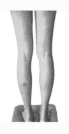 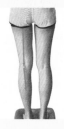

承扶：在股后区，臀沟的中点。　　委中：在膝后区，腘横纹中点。　　承山：在小腿后区，腓肠肌两肌腹与肌腱交角处。　　承扶→承山

🕊 b. 刮拭足少阳胆经：风市穴→悬钟穴，直线轻刮 10 ～ 20 次（作用：舒筋活络、滑利关节、止痛）。

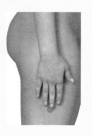 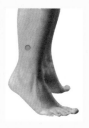 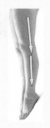

风市：在股部，直立垂手，掌心贴于大腿时，中指尖所指凹陷中，髂胫束后缘。　　悬钟：在小腿外侧，外踝尖上 3 寸，腓骨前缘。　　风市→悬钟

（5）用干纸巾擦去多余的油，让患者穿衣服、喝温水，并注意保暖，退痧后方可再次刮痧。

坚持按摩腰部,睡硬板床,积极锻炼,可减轻腰痛。

腰痛刮拭腰骶部,督脉膀胱五条路。
下肢胆经膀胱经,化瘀止痛疏筋骨。
注意保暖莫贪凉,积极锻炼睡板床。
滑利关节温补肾,增髓强骨腰病除。

案 例

某女,53岁,南京江宁区人。腰部酸痛多年,弯腰提重物时加剧,MRI 提示第 2、3、4 腰椎膨出。2010 年在某刮痧会所进行康复调理,每周刮拭腰骶和腿部 1 次,并开始睡硬板床。三个月后,不适症状消除。后改为每两周 1 次,保持至今未曾复发。

编者按:
冬季刮痧温肾壮骨、去腰寒。

小贴士:
1. 腰痛病因不同,刮痧效果有差异,腰肌劳损效果最为显著。
2. 经常刮痧可以疏筋通络、活血化瘀、祛风散寒、活络解痉。

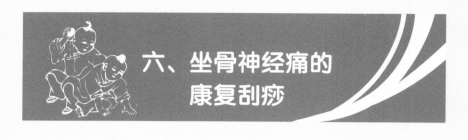

六、坐骨神经痛的康复刮痧

1. 坐骨神经痛的病因和表现

坐骨神经痛，是指在坐骨神经痛及其分布区疼痛的综合征。坐骨神经炎常先出现下肢背部酸痛和腰部僵直感，病变多为单侧。

其病情表现为：

（1）一侧腰、臀、大腿、小腿外侧，及足背外侧放射疼痛感。

（2）出现"针刺""刀割""触电"样持续或间歇疼痛、弯腰、咳嗽时加重。

2. 刮痧程序

（1）患者取俯卧位或侧卧位。

（2）给消毒刮痧板，用热毛巾清洁所刮拭部位的皮肤，涂油熨热。

（3）刮拭腰骶部

a. 刮拭督脉：脊中穴→长强穴，直线轻刮 10 ～ 20 次，棘突明显者或瘦弱者应采用按揉刮法，即用刮痧板棱角围绕每个棘突刮拭 3 ～ 5 圈，再在每个棘突之间按揉 3 ～ 5 秒（作用：清热散寒、温经松筋）。

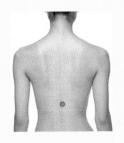
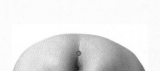
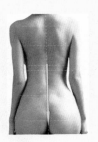

脊中：在脊柱区，第
11 胸椎棘突下凹陷
中，后正中线上。

长强：在会阴区，尾
骨下方，尾骨端与肛
门连线的中点处。

脊中→长强

🔖 b. 刮拭内侧足太阳膀胱经：肾俞穴→次髎穴，先左后右，直线重
刮 10 ～ 20 次（作用：温补疏筋、活络化瘀、止痛）。

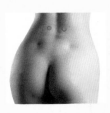
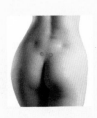
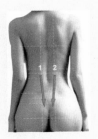

肾俞：在脊柱区，第 2 腰椎棘
突下，后正中线旁开 1.5 寸。

次髎：在骶区，正
对第 2 骶后孔中。

肾俞→次髎

🔖 c. 刮拭外侧足太阳膀胱经：志室穴→秩边穴，先左后右，直线重
刮 10 ～ 20 次（作用：通络理气、活血解筋、止痛）。

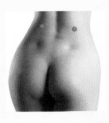
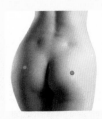
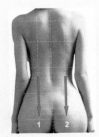

志室：在腰区，第 2 腰椎棘
突下，后正中线旁开 3 寸。

秩边：在骶区，横平第 4 骶
后孔，骶正中嵴旁开 3 寸。

志室→秩边

（4）刮拭下肢（先左后右）

🦶 a. 刮拭足太阳膀胱经：承扶穴→委中穴→承筋穴→承山穴，直线重刮 10 ～ 20 次（作用：疏通太阳经气、理气化湿、止痛）。

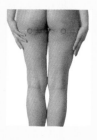

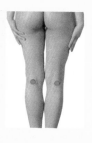

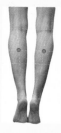

承扶：在股后区，臀沟的中点。

委中：在膝后区，腘横纹中点。

承筋：在小腿后区，腘横纹下5寸，腓肠肌两肌腹之间。

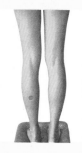

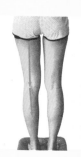

承山：在小腿后区，腓肠肌两肌腹与肌腱交角处。

承扶→委中→承筋→承山

🦶 b. 刮拭足少阳胆经：环跳穴→风市穴→阳陵泉穴→悬钟穴，直线重刮 10 ～ 20 次（作用：舒肝胆之气、疏筋解痉、止痛）。

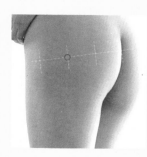

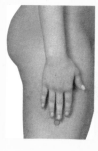

环跳：在臀区，股骨大转子最凸点与骶管裂孔连线的外 1/3 与内2/3 交点处。

风市：在股部，直立垂手，掌心贴于大腿时，中指尖所指凹陷中，髂胫束后缘。

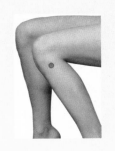
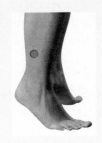
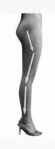

阳陵泉：在小腿外侧，腓骨头前下方凹陷中。

悬钟：在小腿外侧，外踝尖上3寸，腓骨前缘。

环跳→风市→阳陵泉→悬钟

（5）用干纸巾擦去多余的油，让患者穿衣服、喝温水，并注意保暖。退痧后方可再次刮痧。

3. 注意事项

（1）避免受潮湿，患肢防寒，避免过度用力。

（2）膝关节周围软组织肌肉薄弱，刮痧力度要轻。

（3）若下肢静脉曲张或肿胀者，要选择逆刮法、轻刮法。

坐骨神经刮腰胝，脊中长强散寒气。

肾俞次髎能温阳，活络止痛还化瘀。

下肢温通太阳经，三承委中理气机。

胆经环跳到悬钟，疏筋解痉去顽疾。

案 例

某男，65岁，南京六合区大厂人。在家抱孙子时，不慎将腰扭伤。当年冬天，开始感到背部酸痛，有时腰部有僵直感。后来，走路和运动时,下肢有时有短暂的疼痛。第二年春,疼痛开始向下沿大腿后侧,腘窝,小腿外侧和足背扩散,出现持续性疼痛阵发加剧针刺样疼痛,夜间更重。吃药、理疗效果都不太理想。刮痧班学习时,患者前去旁听。刮拭背腰部和下肢后,该男子顿时感到轻松。此后,该男子通过每周接受一次刮痧调理,不适感全无,至今不再复发。

编者按:

冬季刮痧调气血、疏经脉、利筋骨。

小贴士:

1. 风寒日久不愈可用刮法,也可用手击打。
2. 腿部刮痧可分段刮拭,配合艾灸或拔罐效果更好。

七、腿痛的康复刮痧

1. 腿痛的病因和表现

腿痛包括膝关节增生性骨关节炎（膝关节肥大）、常见的风湿性或类风湿性关节炎，膝关节韧带损伤、骨质增生，以及老年骨性关节炎病等。

其病情表现为：

（1）膝关节周围软组织酸胀、疼痛、压痛、上下楼梯困难，疼痛加剧或放射至腘横纹处。

（2）膝关节、踝关节附近肌肉僵硬、酸痛、沉重、怕冷、乏力等。

（3）严重者可见跛行，膝关节变形。

2. 刮痧程序

（1）患者取站位或俯卧位。

（2）给消毒刮痧板，用热毛巾清洁所刮拭部位的皮肤，涂油、熨热。

（3）刮拭下肢（先左后右）

➤ a. 刮拭足阳明胃经：梁丘穴→犊鼻穴→解溪穴，直线重刮 10 ～ 20 次（作用：调达气血、疏通腿部经脉、活血化瘀、止痛）。

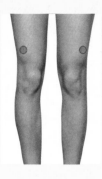

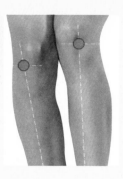

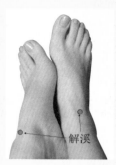

解溪

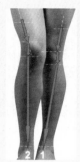

梁丘：在股前区，髌底上2寸，股外侧肌与股直肌肌腱之间。

犊鼻：在膝前区，髌韧带外侧凹陷中。

解溪：在踝区，踝关节前面中央凹陷中，跚长伸肌腱与趾长伸肌腱之间。

梁丘→犊鼻（外膝眼）→解溪

b. 刮拭足少阳胆经：风市穴→阳陵泉穴→悬钟穴，直线重刮10～20次（作用：舒筋活络、解痉、镇痛）。

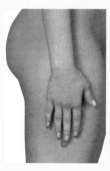

风市：在股部，直立垂手，掌心贴于大腿时，中指尖所指凹陷中，髂胫束后缘。

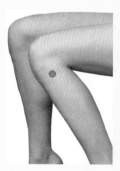

阳陵泉：在小腿外侧，腓骨头前下方凹陷中。

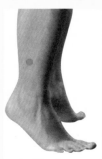

悬钟：在小腿外侧，外踝尖上3寸，腓骨前缘。

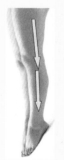

风市→阳陵泉→悬钟

c. 刮拭足太阴脾经：血海穴→阴陵泉穴→三阴交穴，直线重刮 10～20次（作用：松解股四头肌痉挛、止痛、增加下肢功能）。

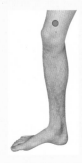 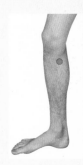 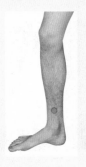 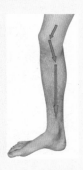

血海：在股前区，髌底内侧端上2寸，股内侧肌隆起处。

阴陵泉：在小腿内侧，胫骨内侧髁下缘与胫骨内侧缘之间的凹陷中。

三阴交：在小腿内侧，内踝尖上3寸，胫骨内侧缘后际。

血海→阴陵泉→三阴交

d. 刮拭足太阳膀胱经：殷门穴→委中穴→承山穴→昆仑穴，直线重刮 10～20次（作用：温通太阳经气、消除下肢酸沉）。

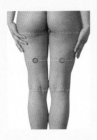 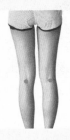 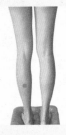

殷门：在股后区，臀沟下6寸，股二头肌与半腱肌之间。

委中：在膝后区，腘横纹中点。

承山：在小腿后区，腓肠肌两肌腹与肌腱交角处。

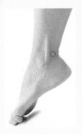 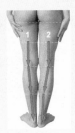

昆仑：在踝区，外踝尖与跟腱之间的凹陷中。

殷门→委中→承山→昆仑

（4）按揉骶后足太阳膀胱经上的八髎穴各 1 分钟,先左后右(作用: 通阳活络、疏通经络、解痉镇痛)。

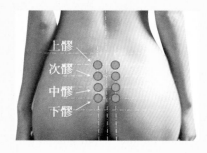

上髎 在骶部,当髂后上棘与后正中线之间,适对第 1 骶后孔处。
次髎 在骶区,正对第 2 骶后孔中。
中髎 在骶区,正对第 3 骶后孔中。
下髎 在骶区,正对第 4 骶后孔中。

八髎穴

（5）用干纸巾擦去多余的油,让患者穿衣服、喝温水,并注意保暖。退痧后方可再次刮痧。

3. 注意事项

（1）尤其是膝关节周围软组织疼痛,可以配合拔罐效果更好。

（2）膝关节部位红肿、炎症、积液者,不宜刮痧。

（3）若下肢静脉曲张、肿胀应选择轻刮法、逆刮法。

腿痛重刮足三阳,强肌助力脾经上。

梁丘犊鼻下解溪,调达气血经络畅。

风市阳陵泉悬钟,舒筋活络还止痛。

血海阴陵三阴交,松解痉挛腿健强。

二承委中到昆仑,消除下肢酸与沉。

按揉八髎一分钟,疏通经络又通阳。

关节红肿不能刮,静脉曲张要逆向。

膝盖保暖莫贪凉,冬病夏治还健康。

案例

某女,53岁,南京江宁区人。腿痛多年,上下楼梯困难,阴雨天加重。在某刮痧会所接受刮痧调理,每周1次腰骶和腿部刮痧,不适症状逐步减轻。通过五个月的刮痧调理,不适症状基本消除。

编者按:

冬季刮痧疏通经脉、祛瘀滞、调畅气血、利关节。

小贴士:

1. 对膝关节怕冷者,要注意,膝盖保暖,以保疏通经络、促进血液循环、缓解疼痛的作用。

2. 若感受风寒日久不愈者(古人云:"冬病夏治"),可以选择夏、秋两季进行刮痧保健。

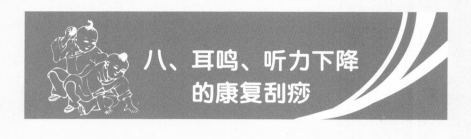

八、耳鸣、听力下降的康复刮痧

1. 耳鸣、听力下降的病因和表现

在五行中"肾开窍于耳",肾气足,听力则好。"肝肾同源,肾为肝之母"。肝肾平和者,耳聪目明;肾气虚弱者,肝失滋荣则导致听力下降、耳鸣、头晕眩、重者耳聋,还会造成手足心热、腰膝酸软、急躁易怒、口干咽燥、多梦。

其病情表现为:晚上感觉鸣音较大,有间歇性或持续性,可呈铃声、嗡嗡声、哨声、海潮声,常常令人寝食难安。

2. 刮痧程序

(1)被刮者取坐位。

(2)用热毛巾清洁所刮拭部位的皮肤,涂油熨热。

(3)刮拭头部

➥ a. 刮拭侧头:太阳穴→风池穴,先左后右,弧线轻刮 10 ～ 20 次（作用:通达肝胆之经气、泄胆蕴热、开窍）。

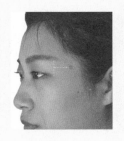

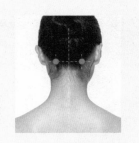

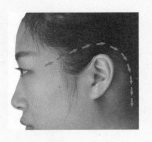

太阳：在头部，眉梢与
目外眦之间，向后约
一横指的凹陷中。

风池：在颈后区，枕骨之
下，胸锁乳突肌上端与斜
方肌上端之间的凹陷中。

太阳→风池

🐦 b. 刮拭耳后：角孙穴→翳风穴，先左后右，顺耳画圈，沿弧线角刮 10 ～ 20 次（作用：通理三焦之气，清浊化湿、开窍增聪）。

🐦 c. 按揉手太阳小肠经上的听宫穴 1 分钟（作用：聪耳开窍）。

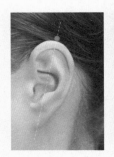

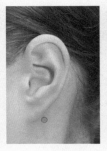

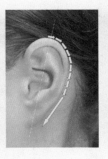

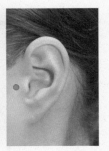

角孙：在头部，耳
尖正对发际处。

翳风：在颈部，耳
垂后方，乳突下端
前方凹陷中。

角孙→翳风

听宫：在面部，
耳屏正中与下
颌骨髁突之间
的凹陷中。

（4）刮拭背部

🐦 a. 刮拭督脉：身柱穴→命门穴，直线轻刮 10 ～ 20 次，然后搓命门穴 1 分钟，棘突明显者或瘦弱者应采用按揉刮法、点压法刮拭，即用刮痧板棱角围绕每个棘突刮拭 3 ～ 5 圈，再在每个棘突之间按揉 3 ～ 5 秒（作用：调理脏腑气机、温补肾阳、增髓、耳聪明目）。

b. 刮拭内侧足太阳膀胱经: 肺俞穴→肾俞穴,先左后右,直线

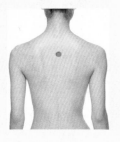

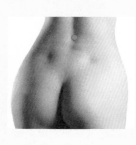

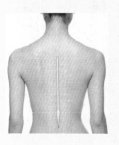

身柱: 在脊柱区,第 3 胸椎棘突下凹陷中,后正中线上。

命门: 在脊柱区,第 2 腰椎棘突下凹陷中,后正中线上。

身柱→命门

轻刮 10 ~ 20 次(作用: 温补肾阳、益气和血、固本培精、开窍明目、醒神)。

(5)刮拭上肢的手少阳三焦经: 天井穴→三阳络穴→支沟穴→会

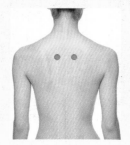

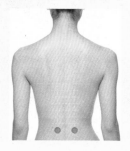

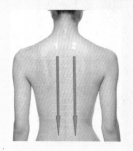

肺俞: 在脊柱区,第 3 胸椎棘突下,后正中线旁开 1.5 寸。

肾俞: 在脊柱区,第 2 腰椎棘突下,后正中线旁开 1.5 寸。

肺俞→肾俞

宗穴→外关穴,先左后右,直线轻刮 10 ~ 20 次(作用: 理通三焦之经气、清别除浊、升清开窍、醒神通耳)。

(6)刮拭下肢

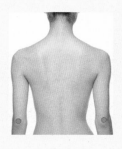

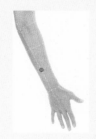

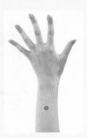

天井：在肘后区，肘尖上1寸凹陷中。注：屈肘90°时，鹰嘴窝中。

三阳络：在前臂后区，腕背侧远端横纹上4寸，尺骨与桡骨间隙中点。

支沟：在前臂后区，腕背侧远端横纹上3寸，尺骨与桡骨间隙中点。

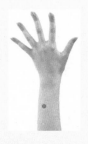

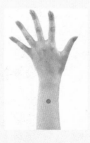

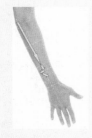

会宗：在前臂后区，腕背侧远端横纹上3寸，尺骨的桡侧缘。

外关：在前臂后区，腕背侧远端横纹上2寸，尺骨与桡骨间隙中点。

天井→三阳络→支沟→会宗→外关

a. 刮拭足少阳胆经：风市穴→阳陵泉穴→悬钟穴，直线轻刮10～20次（作用：疏通胆络、降胆之蕴热、化湿清窍）。

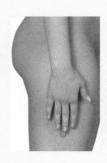

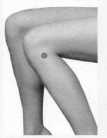

风市：在股部，直立垂手，掌心贴于大腿时，中指尖所指凹陷中，髂胫束后缘。

阳陵泉：在小腿外侧，腓骨头前下方凹陷中。

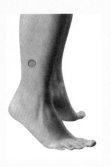
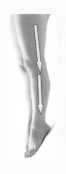

悬钟：在小腿外侧，外
踝尖上3寸，腓骨前缘。

风市→阳陵泉→悬钟

　b. 刮拭足阳明胃经：足三里穴→解溪穴，直线轻刮10 ～ 20 次（作用：调和脾胃、助生化养血之源）。

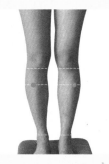
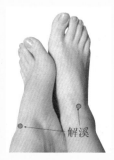
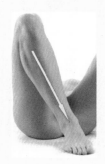

足三里：在小腿外
侧，犊鼻下3寸，犊
鼻与解溪连线上。

解溪：在踝区，踝
关节前面中央凹陷
中，踇长伸肌腱与
趾长伸肌腱之间。

足三里→解溪

　c. 刮拭足厥阴肝经：太冲穴→行间穴，弧线轻刮10 ～ 20 次（作用：清泄肝胆之火、聪耳明目、安神）。

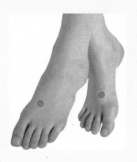
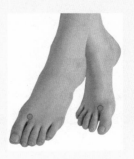
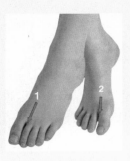

太冲：在足背，第1、2跖骨间，跖骨底结合部前方凹陷中，或触及动脉搏动。

行间：在足背，第1、2趾间，趾蹼缘后方赤白肉际处。

太冲→行间

（7）用干纸巾擦去多余的油，让患者穿衣服、喝温水，并注意保暖。退痧后方可再次刮痧。

3. 注意事项

（1）缓解工作以及其他压力，调整好情绪。避免暴怒、突然惊恐，肝胆火上盛。

（2）避免有严重噪声的工作环境。

耳鸣头部侧头刮，听力恢复效果好。

角孙翳风沿耳廓，湿化开窍理三焦。

身柱命门温肾阳，耳聪明目气机调。

肺俞肾俞能醒聪，固本培精护肾腰。

天井三阳络支沟，会宗外关全刮到。

风市悬钟疏胆络，祛除蕴热又清窍。

三里解溪营和胃，增气补血实在妙。

太冲行间清肝热，息风活络把血凉。

　　某女，41 岁，南京建邺区人。2007 年开始，总觉得耳边有嗡嗡的嘈杂声，家人也总是抱怨她看电视时的音量太高。起先，她也没有在意，后来愈发严重。2009 年，她参加了刮痧班学习。通过两个月的全身调理，听力明显提高，自觉耳边嘈杂声基本消失。

编者按：
冬季刮痧温肾壮骨、生髓、增智。

小贴士：
瞬间耳鸣，应注意血压波动预防中风发作。

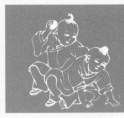

九、尿失禁的康复刮痧

1. 尿失禁的病因和表现

尿失禁时尿液下自主地排出或尿液滴沥或淋漓不尽,因膀胱收缩无力等造成排尿困难、尿急、小便胀痛、膀胱区膨隆等症,以及尿道括约肌松弛。

其病情表现为:当咳嗽、哭、笑、用力等因素而造成尿液外溢,小腹重坠,排尿无力。

2. 刮痧程序

(1)患者取俯卧位或仰卧位。

(2)给消毒刮痧板,用热毛巾清洁所刮拭部位的皮肤,涂油熨热。

(3)刮拭腰骶部

a. 刮拭督脉:脊中穴→长强穴,直线轻刮 10～20 次,棘突明显者或瘦弱者应采用按揉刮法、点压法刮拭,即用刮痧板棱角围绕每个棘突刮拭 3～5 圈,再在每个棘突之间按揉 3～5 秒(作用:温通阳经之气血、调理脏腑气血)。

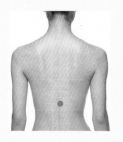
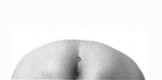
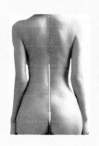

脊中：在脊柱区，第
11 胸椎棘突下凹陷
中，后正中线上。

长强：在会阴区，尾
骨下方，尾骨端与肛
门连线的中点处。

脊中→长强

　🪶 b. 刮拭双内侧膀胱经：肾俞穴→下髎穴，先左后右，直线重刮
10 ～ 20 次（作用：温补肾阳、调达膀胱气化之力）。

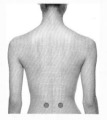
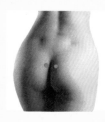
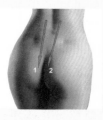

肾俞：在脊柱区，第 2
腰椎棘突下，后正中
线旁开 1.5 寸。

下髎：在骶区，正
对第 4 骶后孔中。

肾俞→下髎

　🪶 c. 刮拭外侧足太阳膀胱经：志室穴→秩边穴，先左后右，直线重
刮 10 ～ 20 次（作用：舒筋活络、活血化瘀、益肾补气、调达气机、止痛）。

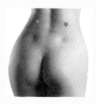
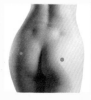
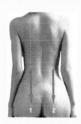

志室：在腰区，第 2
腰椎棘突下，后正
中线旁开 3 寸。

秩边：在骶区，横
平第 4 骶后孔，骶
正中嵴旁开 3 寸。

志室→秩边

（4）刮拭腹部任脉：气海穴→关元穴→中极穴，直线轻刮 10 ～ 20 次（作用：调达任脉之气血、培正固元）。

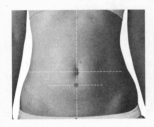

气海：在下腹部，脐中下 1.5 寸，前正中线上。

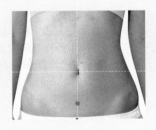

关元：在下腹部，脐中下 3 寸，前正中线上。

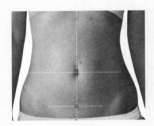

中极：在下腹部，脐中下 4 寸，前正中线上。

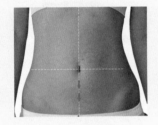

气海→关元→中极

（5）刮拭下肢（先左后右）

a. 刮拭足太阴脾经：冲门穴→阴陵泉穴→三阴交穴，直线重刮 10 ～ 20 次（作用：健脾助运化、固摄二阴）。

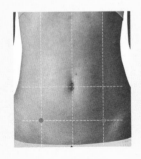

冲门：在腹股沟区，腹股沟斜纹中，髂外动脉搏动处的外侧。

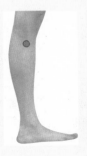

阴陵泉：在小腿内侧，胫骨内侧髁下缘与胫骨内侧缘之间的凹陷中。

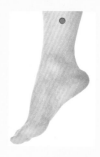

三阴交：在小腿内侧，内踝尖上3寸，胫骨内侧缘后际。

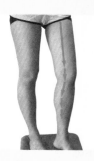

冲门→阴陵泉→三阴交

　　b. 按揉委中穴、委阳穴，每穴各1分钟（作用：通调太阳经气、增加膀胱气化之力、清热利湿）。

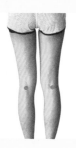

委中：在膝后区，腘横纹中点。

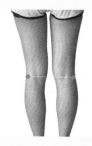

委阳：在膝部，腘横纹上，股二头肌腱的内侧缘。

　　（6）刮拭足部的足少阴肾经：太溪穴→照海穴，先左后右，直线轻刮10～20次（作用：益肾补气、固气、摄理二阴之窍）。

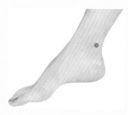

太溪：在踝区，内踝尖与跟腱之间的凹陷中。

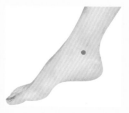

照海：在踝区，内踝尖下1寸，内踝下缘边际凹陷中。

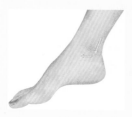

太溪→照海

（7）用干纸巾擦去多余的油，让患者穿衣服、喝温水，并注意保暖。退痧后方可再次刮痧。

3. 注意事项

（1）平时要注意个人卫生，防止尿道感染。
（2）保持有规律的性生活。
（3）防止因便秘而引起的腹压增高。

脊中长强调脏腑，肾俞下髎温肾阳。

志室秩边固膀胱，气海中极固本良。

冲门直下三阴交，管理二阴之门将。

委中委阳清热湿，太溪照海腰强壮。

案例

某女，39岁，南京六合区大厂人。2011年夏开始出现尿急尿频，秋季加重，并出现尿失禁，内裤一日要换几次，痛苦不堪。后来，她参加了刮痧学习班。通过腹部、腰骶部及下肢的刮痧调理，40天后症状全部消失。

编者按：
冬季刮拭肾经可提肾气、促气化、固膀胱。

小贴士：
早晚各做提肛运动81次有助康复。

十、感冒的康复刮痧

1. 感冒的病因和表现

感冒是不同原因引起的呼吸道常见病。不受季节影响,一年四季均可发生。以风寒、风热两种类型为多见。

其临床表现为:

（1）风寒型：发热轻、恶寒重,头痛,四肢酸痛,鼻塞流涕,咳嗽痰稀,四肢关节酸痛等等。

（2）风热型：发热较重,微恶风寒,汗出不畅,头胀痛,咳嗽、痰黏或黄、咽喉肿痛、鼻塞、鼻干、口干、微渴等等。

2. 刮痧程序（风寒型）

（1）被刮者取坐位。

（2）刮拭头部 5 分钟,弧线轻刮（作用：祛散风寒、解表、止痛、清窍）。

➷ a. 刮拭督脉：神庭穴→风府穴,力度轻且用力均匀,弧线轻刮 10 ～ 30 次。

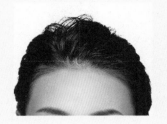

神庭：在头部，前发际正中直上 0.5 寸。

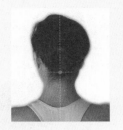

风府：在颈后区，枕外隆凸直下，两侧斜方肌之间凹陷中。

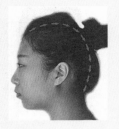

神庭→风府

b. 分别梳理正中线两侧。方向为从前额至后头枕部，每一条线都应力度轻且用力均匀，弧线轻刮 10 ～ 30 次。

（3）消毒刮痧板，用热毛巾清洁所刮拭部位的皮肤，涂油、熨热。

（4）刮拭颈部

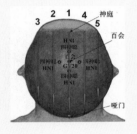

梳头法刮拭全头

a. 刮拭足太阳膀胱经：天柱穴→风门穴，先左后右，直线轻刮 10 ～ 20 次（作用：疏通太阳经脉、疏散风寒、解表郁结）。

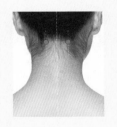

天柱：在颈后区，横平第 2 颈椎棘突上际，斜方肌外缘凹陷中。

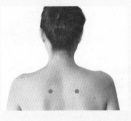

风门：在脊柱区，第 2 胸椎棘突下，后正中线旁开 1.5 寸。

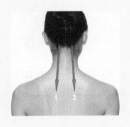

天柱→风门

b. 刮拭足少阳胆经：风池穴→肩井穴，先左后右，弧线轻刮 10 ～ 20 次（作用：疏风解表、开窍醒神、缓解肢体酸楚）。

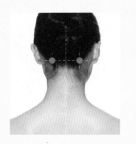

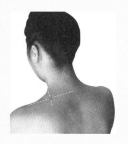

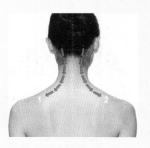

风池：在颈后区，枕骨之下，胸锁乳突肌上端与斜方肌上端之间的凹陷中。

肩井：在肩胛区，第7颈椎棘突与肩峰最外侧点连线的中点。

风池→肩井

（5）刮拭上肢（先左后右）

🪶 a. 刮拭手太阴肺经：尺泽穴→列缺穴，直线轻刮 10 ～ 20 次（作用：宣肺解表、清头面邪热、通窍醒神）。

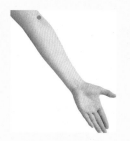

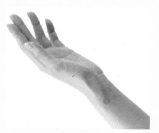

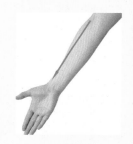

尺泽：在肘区，肘横纹上，肱二头肌腱桡侧缘凹陷中。

列缺：在前臂，腕掌侧远端横纹上1.5寸，拇短伸肌腱与拇长展肌腱之间，拇长展肌腱沟的凹陷中。

尺泽→列缺

🪶 b. 刮拭手阳明大肠经：曲池穴→合谷穴，直线轻刮 10 ～ 20 次（作用：清泻阳明、疏风散热、开窍醒神、止痛）。

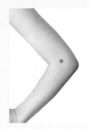
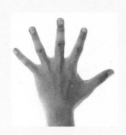
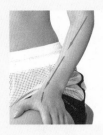

曲池：在肘区，尺泽与肱骨外上髁连线的中点处。

合谷：在手背，第2掌骨桡侧的中点。

曲池→合谷

（6）用干纸巾擦去多余的油，让患者穿衣服、喝温水，并注意保暖，退痧后方可再次刮痧。

3. 刮痧程序（风热型）

（1）患者取坐位。

（2）刮拭头部 5 ～ 10 分钟，弧线重刮（作用：祛散风邪暑热、开窍安神、止痛）。

（3）消毒刮痧板，用热毛巾清洁所刮拭部位的皮肤，涂油、熨热。

（4）刮拭颈部

🖐 a.刮拭督脉：风府穴→大椎穴，直线轻刮 10 ～ 20 次，然后弧线重刮大椎穴 30 次（作用：疏散阳邪而解热）。

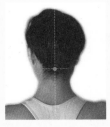
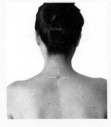
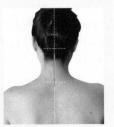

风府：在颈后区，枕外隆凸直下，两侧斜方肌之间凹陷中。

大椎：在脊柱区，第7颈椎棘突下凹陷中，后正中线上。

风府→大椎

🗞 b. 刮拭足少阳胆经：风池穴→肩井穴，先左后右，弧线轻刮 10 ～ 20 次（作用：疏泄胆络蕴热、清窍、缓解头痛）。

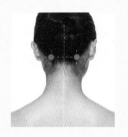 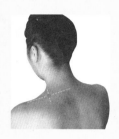 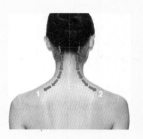

风池：在颈后区，枕骨之下，胸锁乳突肌上端与斜方肌上端之间的凹陷中。

肩井：在肩胛区，第 7 颈椎棘突与肩峰最外侧点连线的中点。

风池→肩井

　　（5）刮拭背部内侧的足太阳膀胱经：

　　🗞 a. 刮拭足太阳膀胱经：风门穴→肾俞穴，先左后右，直线轻刮 10 ～ 20 次（作用：清泄太阳之邪热、解表止痛）。

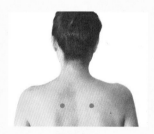 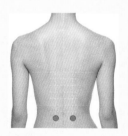 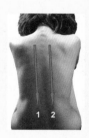

风门：在脊柱区，第 2 胸椎棘突下，后正中线旁开 1.5 寸。

肾俞：在脊柱区，第 2 腰椎棘突下，后正中线旁开 1.5 寸。

风门→肾俞

　　（6）刮拭上肢（先左后右）

　　🗞 a. 刮拭手阳明大肠经：曲池穴→合谷穴，直线轻刮 10 ～ 20 次（作用：清阳明肺热、利咽喉）。

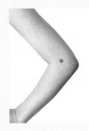
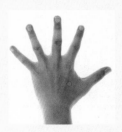
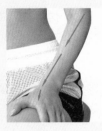

曲池：在肘区，尺泽与肱骨外上髁连线的中点处。

合谷：在手背，第2掌骨桡侧的中点。

曲池→合谷

b. 刮拭手太阴肺经：中府穴→尺泽穴→列缺穴，直线重刮10～20次，然后再按揉中府、列缺两穴各1分钟（作用：宣肺之热、清头面之热、利咽止咳、缓解头痛）。

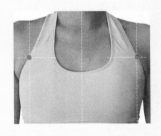
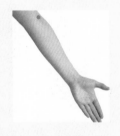

中府：在胸部，横平第1肋间隙，锁骨下窝外侧，前正中线旁开6寸。

尺泽：在肘区，肘横纹上，肱二头肌腱桡侧缘凹陷中。

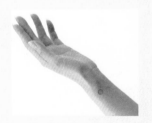
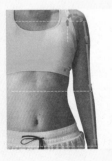

列缺：在前臂，腕掌侧远端横纹上1.5寸，拇短伸肌腱与拇长展肌腱之间，拇长展肌腱沟的凹陷中。

中府→尺泽→列缺

（7）用干纸巾擦去多余的油,让患者穿衣服、喝温水,并注意保暖。退痧后方可再次刮痧。

4. 注意事项

（1）风寒、风热的类型不能判断错,否则影响治疗效果。

（2）适当参加体育锻炼,以增强体质。

（3）换季时一定要注重衣服的增减。

常见感冒分两种,风寒型和风热型。

辛温解表治风寒,速度缓慢力量轻。

梳理全头刮颈部,上肢肺经大肠经。

解表祛风又止痛,疏筋开窍把神醒。

辛凉解表疗风热,速度稍快力略重。

刮拭督脉膀胱经,疏散阳邪将热清。

肺经上到中府穴,宣肺止咳能利咽。

无论风寒与风热,刮痧调理还真灵。

编者按:
冬季刮拭头部预防感冒。

小贴士:
早晚各做搓喉理肺36次,有助于康复。